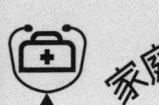
家庭必备健康科普读本

杨秉辉 ◎ 著

生活行为与健康
——关注四种生活行为、预防四类慢性疾病

上海科学普及出版社

图书在版编目（CIP）数据

生活行为与健康：关注四种生活行为、预防四类慢性疾病/杨秉辉 著.—上海：上海科学普及出版社，2015.8
ISBN 978-7-5427-6537-6

Ⅰ.①生… Ⅱ.①杨… Ⅲ.①生活方式–关系–健康–普及读物 Ⅳ.①R163

中国版本图书馆CIP数据核字(2015)第173106号

策　　划	胡名正
责任编辑	张怡纳
插图绘制	杨秉辉

生活行为与健康
——关注四种生活行为、预防四类慢性疾病
杨秉辉　著
上海科学普及出版社出版发行
（上海中山北路832号　邮政编码200070）
www.pspsh.com

各地新华书店经销　上海叶大印务发展有限公司印刷
开本890 x 1240　1/32　印张7.625　字数186 000
2015年8月第1版　2015年8月第1次印刷

ISBN 978-7-5427-6537-6　　定价：28.00元
本书如有缺页、错装或坏损等严重质量问题
请向出版社联系调换

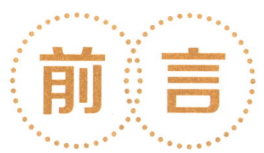

现代医学在人类战胜感染性疾病，尤其是传染病之役的胜利中尽显风光。当年被称之为"黑死病"的鼠疫，横扫欧洲全境，甚至祸及东亚，人们唯有祈求上帝或是菩萨而别无他法。是现代医学查明了病因，切断了传播途径，使之得以完全控制。在人类与天花的斗争中，一位名不见经传的英国乡村医生琴纳，发明了种牛痘的方法，由此开创了免疫疗法。至20世纪80年代，世界卫生组织宣布全球消灭了天花，一个流行近千年、死人无数的疾病竟被彻底消灭。现代医学创造了无数的奇迹。可以说人们今日享受着现代化生活的幸福，若无现代医学的发展几不可能。

斗转星移，社会进步、经济发展、科技创新，今天，除了少数地区由于种种原因，人们尚未能享受到科学进步带来的福祉外，全世界多数国家和地区的人们面临的疾病威胁已经不再是传染病或是营养缺乏病，而是另一类被称之为慢性杀手的疾病，如心脑血管病、糖尿病、癌症、慢性呼吸道疾病等。在许多国家，甚至包括一些"发展中国家"，这些慢性病皆已成为民众健康的主要威胁。不幸的是我国亦在其中，据我国卫生行政部门调查，此类疾病已占我国居民死因的85%，实在令人震惊。在战胜感染性疾病中曾经大展宏图的现代医学在对付慢性病方面虽已竭尽全力，但其效果却不如战胜传染病那么理想。

　　临床医疗讲求的是病因治疗，针对病因对症下药，自然药到病除。鼠疫死人无数，病因只是鼠疫杆菌而已，抗生素可以杀灭之；天花流行千年，皆因天花病毒引起，接种牛痘便可预防。而今之慢性病则病因复杂，难防难治。况且其"病因"还与人们的生活行为休戚相关，欲预防此类慢性疾病必须先改善人们的某些生活行为。人的生活行为几十载逐步养成，欲加改变，谈何容易？何况美食可口、烟酒助兴、少动省力，皆人之所愿也。所以，慢性病之治疗有赖于医学专家的研究，而慢性病之预防则全在各人自己去努力改善生活行为了。医师们能做的事应该是告诉民众为什么一定要控制饮食、为什么一定要戒烟限酒、为什么一定要经常运动。

　　如今主要威胁我国民众生命健康的慢性病，也就是心脑血管病、糖尿病、癌症及慢性呼吸道疾病这四类，而与之有关的不良生活行为，恰也就是不合理饮食、吸烟、嗜酒及缺乏运动这四种，故有"纠正四种不良生活行为、预防四类慢性疾病"之说。四种不良生活行为与四类慢性疾病之间的关系盘根错节、互为影响，需要厘清方能使民众理解，而其中误区、讹传亦多，亦需阐明方能使民众正确视听。

近年来陆续为此目的写了一些短文，部分亦曾在上海市的几家报刊刊出。近得上海科学普及出版社胡名正先生鼓励，乃将这些文字重新整理，结成此集，旨在从医学原理上阐明改善生活行为与预防疾病之关系，以冀读者能知其然，亦知其所以然。

书中文稿断续写成，皆是些能独立成篇之短文，前后篇之间文字或有重复者，在结成此集后，读来或感噜苏，本拟予以删减，转而以为今日之读者皆工作繁忙，若无多闲暇，偶或信手翻阅之时，必要之重复亦可使读者免于查阅前文之烦恼，故仍酌情保留。当然读者若能顺序阅读，能对生活方式与预防疾病有个整体了解，若再能努力践行，信必能减少疾病而有益健康，则是本书作者与出版者之所愿了。

书中定有不足，或有瑕疵，则望读者、专家指正。
愿这本小书能为诸君防病保健贡献绵薄之力。

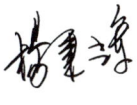

2015年7月

引言1

生活行为与健康概述

　　健康是如今人们最普遍关心的话题了。当然或许有人更关心股市、有人更关心房价、有人更关心加薪晋级……但理智如人，也必定更知健康的重要。因为一个人若失去了健康，则其他已皆毫无意义。在股市里赚了大把的银子，但只能用来支付医药费；买到富丽堂皇的大宅子，人却要住进医院；上级要提拔你当处长，你却不得不告病休养……那还有什么意义呢。所以民间有一种比喻说：什么都是0、只有健康是1，没有1，其他都是没有意义的，有了这个1这些0才会变成10、100、1000、10000。健康是人类全面发展的必备条件。

　　什么是健康呢？那就各有说法了。当然，条件不同、要求不同，说法也就各异了。当饿殍遍野之时，有饭吃也就有健康了；当疫病流行之际，对传染病能有抵抗力也就是健康了。今日世界虽然局部地区尚有人嗷嗷待哺；部分国家也还有传染病流行。但总体上说，随着科技的进步、经济的发展，人们越来越面临着大量慢性疾病的威胁。而且心理的、社会的因素也越来越明显地影响着人的健康。20世纪40年代,世界卫生组织成立时的宣言便对健康作过明确的定义:"健康是指人类躯体上、精神上与社会生活的完好状态,而非无病或虚弱。"这里指出的健康实际上包含了3个层次,即身体的健康、精神的健康以及社会层面上的健康状态。这是一个广义的健康定义。能够达到这样的健康境界自然是好,但说得实际一点,至少不生病、起码是不生大病,应该是人们追求的目标。

问题是不管广义的还是狭义的定义,关键是这健康从何而来?有人说要吃绿豆、有人说要吃蛋白粉;有人主张运动、有人主张静养;而有人相信吃"补药",有人说"药补不如食补"……

世界卫生组织对此也有过一个基本的说法,倒很全面。"人的健康长寿15%取决于遗传因素,10%取决于社会条件,8%取决于医疗条件,7%取决于自然环境,而60%取决于一个人的生活行为。"

遗传因素,爹妈给的,人自己不能选择。目前的科技水平充其量只能做到避免某些遗传性疾病患儿的产生(避免生育)或出生(终止妊娠),尚不能改造既有的遗传因素,至少目前不能。幸而,遗传因素在人的健康与长寿之中并不占主要份额。

建设和谐社会、发展医疗卫生事业、保护环境都是有益于民众健康之举,不过这需要全社会的关注和努力。当然作为社会的一员,人们也应该积极投身其中,为了社会的进步,也是为了自己的健康和幸福,但这终究不是个人的力量所能左右的。

人的健康长寿主要取决于其生活行为，包括衣食住行、行为嗜好，甚至他的思想方法、心理状态。简言之，即是他的日子是怎么过的。其实，遗传因素既不能改变，社会因素、医疗条件、自然环境亦非一己之力能可左右，人能自主的，正好只是他的生活行为。

春秋战国时代的老子说，"我命在我，不在天"，倒是一句很有哲理的话。人的命运是要靠自己去争取的，而不是上天都给你安排好的。人的健康又何尝不是，健康不是天上掉下来的馅饼，健康是命运的一部分，也是要靠自己去争取的。

人们要争取健康就得从生活行为入手：面对美味佳肴需得有所节制，高脂肪饮食多数色、香、味俱全，但过多摄入会导致动脉粥样硬化、肥胖、糖尿病，极需加以控制。低盐食物可能淡而无味，但为了健康，应该坚持。吸烟形成嗜好，甚至在一定程度上有了生理上的依赖，但仍应下定决心戒除。饮酒固可得一时之欣快，但多饮伤身，必加限制。运动费时、费力，但应努力坚持……

"好事多磨"，是说成就一件好事，往往要经历些磨难。人们要争取自己的健康，也需要下定决心、克服困难。虽说人人都要健康，但是要求人们改变他们业已形成的一些不良生活习惯时，有时就不那么容易了。西谚有"人的敌人是自己"，从健康与生活行为的关系来说，人们健康的敌人只是人们自身的某些惰性而已。

健康是人人都企望的。理性的人，应该用科学的观念来对待自己的健康，以科学的生活行为来争取健康。

引言2

四种生活行为与四类慢性疾病

现在人们的生活条件好了,健康成了头等大事。特别是人到中年以后,健康是最最关心的事了,关注健康,从何入手呢?

虽说没病并不等于健康,但健康首先是没病。已知的疾病就有几千种,还有未知的、不典型的、新发生的。但是如今有四类疾病却是人类健康的最大威胁。这四类疾病是:心脑血管病、恶性肿瘤、糖尿病及慢性呼吸道疾病。大致上除了一些最不发达国家外,世界各国,包括发展起来的"发展中国家"大致如此。据我国卫生行政部门统计,我国居民死因的前三位便是心脑血管病、恶性肿瘤及慢性呼吸道疾病。这三类占全部死因的80%,在城市地区甚至占85%。糖尿病在我国已属高发,我国糖尿病患者人数已达9240余万,居世界第一,还有约1.2亿"空腹血糖受损"、"糖耐量受损"的糖尿病后备队。糖尿病常与心脑血管病合并存在,并最终丧于心脑血管病。这些疾病当然都可以治疗,但众所周知,此类疾病的治疗往往事倍功半,既难根治,后果亦差。

出路在于预防、不生病。近年世界卫生组织的文件中强调了四种生活行为即饮食、吸烟、喝酒及运动与这四类疾病相关，强调通过合理的饮食、戒烟、限酒及适当的运动来预防这四类疾病。

心脑血管病如冠心病、心肌梗死、脑梗塞、脑溢血等的基础是动脉粥样硬化与高血压。尽管动脉粥样硬化、高血压的发病与遗传因素有一定的关系，但高脂肪、高盐饮食是动脉粥样硬化与高血压发生的主要因素。在动脉粥样硬化的血管壁中沉淀着的脂肪便是明证。盐分摄入过多，既能导致血管中流动的液体量增大，又能促进动脉血管的紧张度增加，血压因之增高。血液中的脂肪随着血液在血管中流动，为什么会沉淀下来？原来是血管最里层的"内皮"受到了损伤，使脂肪得有机会钻入血管壁中去形成动脉粥样硬化。而吸烟便是损害这血管"内皮"的重要因素之一。虽说红葡萄酒里含有的多酚类物质，如白藜芦醇之类，有调节血脂的作用，但通常情况下，由于含量有限，多无实际作用，而饮酒导致的血压增高、心率加快、诱发心律紊乱则能直接损害心脑血管。缺少运动的人心脏贮备功能差，若再加饮食过量，则多易发生肥胖，并常伴有脂代谢紊乱，影响心脑血管的健康。

肿瘤学上有"生活方式癌"之说，认为癌的发生80%与人的生活方式有关。饮食与癌症关系密切。高脂肪的饮食肯定是大肠癌的重要发病因素，乳腺癌、胰腺癌、前列腺癌、子宫内膜癌的发生也都与高脂肪饮食相关。高盐饮食、多吃不新鲜蔬菜与食管癌、胃癌相关。霉变的花生、玉米含有黄曲霉毒素，可引发肝癌。吸烟与癌症发病的关系，更为密切。烟雾中的致癌物质，已被确认的便有40多种。吸烟的人与不吸烟的人相比：患肺癌的危险性增加8~12倍、喉癌的危险增加8倍、食管癌的危险增加6倍、膀胱癌的危险增加4倍、肝癌的危险增加2倍。其实，烟雾中的致癌物质引起的癌症也并不只是这几种。有人假设，全世界的人都不吸烟了，男性的癌症将减少2/5，女性的癌症也将减少1/3。嗜酒者引起酒精性肝硬化，而酒精性肝硬化可演变为肝癌，同样，嗜酒者多有慢性胰腺炎，而慢性胰腺炎亦可演变为胰腺癌。运动与癌症的关系近年亦多有研究，发现久坐少动之人大肠癌、胆囊癌、前列腺癌的发病率高。

糖尿病的发病固然有一定的遗传背景，但如今多见的2型糖尿病更是一个"生活行为病"。过量的饮食与缺少运动是重要的发病因素。多吃少动导致的肥胖，可引起人体对胰岛素不再敏感而引发糖尿病。抽烟、嗜酒对胰腺中胰岛细胞的损伤，也使得胰岛素分泌减少而引起糖尿病。

心脑血管病、癌症、糖尿病的发生都与不良的饮食习惯、抽烟、嗜酒，缺少运动有关。而慢性呼吸道疾病，主要指慢性阻塞性肺病，则主要与吸烟相关。慢性阻塞性肺病包括：中老年慢性支气管炎、肺气肿、肺源性心脏病等，在我国因吸烟引起者占七成。

如今四种严重危害人们健康的疾病，从病因学的学理上来看，竟皆与不良生活行为相关，而且皆集中于不良饮食、抽烟、嗜酒及缺少运动这四项。故诚如世界卫生组织所言，避免或纠正这四种不良生活行为，便可预防这四种严重的疾病，至少减少发生这些疾病的机会，是可以肯定的。

当然，一个人的生活行为是经过了漫长的生活历程逐步形成的，要纠正它也确非易事。但这些不良生活行为涉及的是严重危害人们健康、甚至生命的疾病，又岂能等闲视之。人是理性的动物，应该能有驾驭自己行为的能力。

四种生活行为与四种疾病关系图

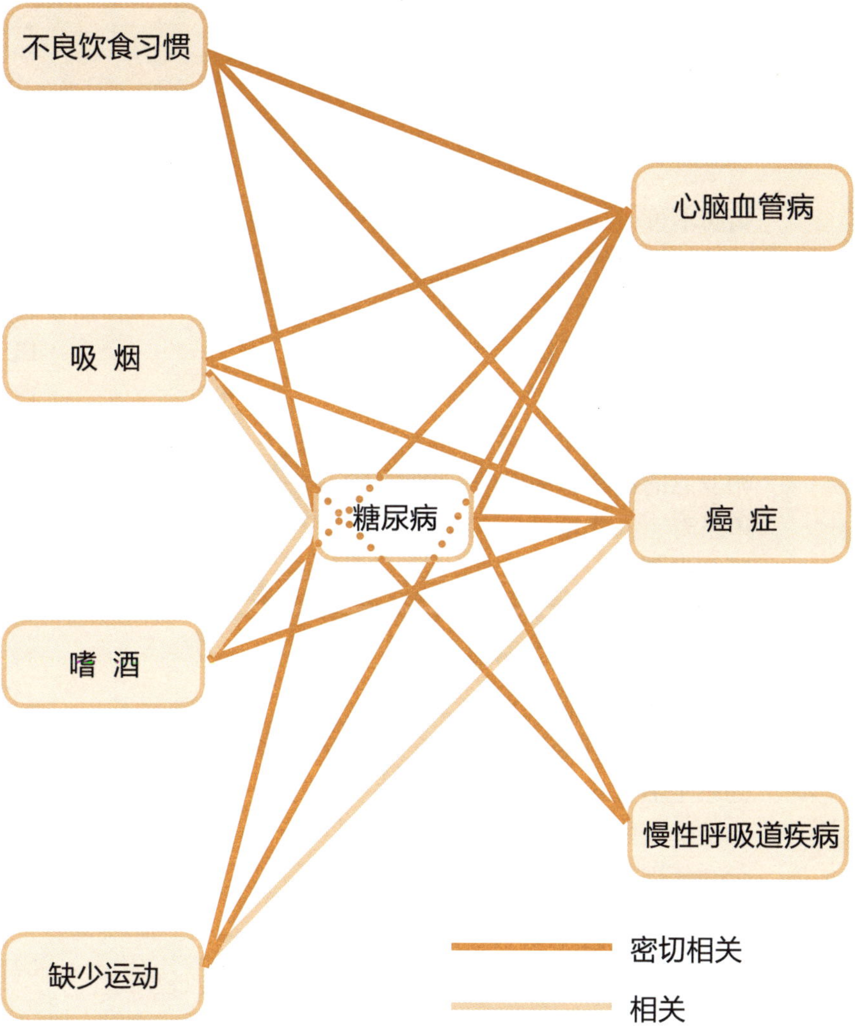

Contents 目录

前言
引言1 生活行为与健康概述
引言2 四种生活行为与四类慢性疾病

生活行为与健康概述

脂肪不可或缺，但过犹不及	2
一种没来由的治疗	6
控盐非小事	10
吸烟不单伤肺、饮酒岂止损肝	13
健康PK钱包	18
别以为胃已切除……	21
帕罗恩的纪念碑	25
龟虽寿、人非龟	28
福兮祸所倚	31
两组有趣的数字	35
算算能活多久 不如争取活得久	39
向慢性病宣战的檄文	43
人命关天，岂能稍有懈怠	46
健康生活方式 健康血压	50
心脏健康的理想状态	54
关注腰围保健康	57
"秋收冬藏"，可别藏了脂肪	61
不胖何来脂肪肝	64

生活行为与健康

四种生活行为与四类慢性疾病

■ 四种生活行为——饮食篇

美食人所欲，健康更重要 …………………………… 68
鸡蛋黄也可吃一点 …………………………………… 71
每天究竟吃多少盐为宜 ……………………………… 74
宴客之菜何妨少而精 ………………………………… 78
慢性病的"病从口入" ………………………………… 82

■ 四种生活行为——吸烟篇

吸烟危害健康 岂能等闲视之 ……………………… 86
防癌之计首推戒烟 …………………………………… 89
控烟不力 肺癌紧逼 ………………………………… 93
关于不吸烟者的肺癌 ………………………………… 96
想戒烟？医药"给力" ………………………………… 99

■ 四种生活行为——喝酒篇

醉死亦风流？ ………………………………………… 102
酒精危害重灾区 ……………………………………… 105
听莫言先生怎么说酒 ………………………………… 109
关于饮酒与健康的是非曲直 ………………………… 113
警惕"杯中之物"的致癌作用 ………………………… 118

生活行为与健康

四种生活行为——运动篇

运动乃良医 121
关于冬季长跑之事 124
走路，中老年人适合的运动 127
两双鞋，走向健康 131

四类慢性疾病——心脑血管病

高血脂，一个不准确的说法 134
动脉好比是一条高速公路 138
知否"粥样斑块" 142
我国高血压者何其多也 146
从长颈鹿的高血压说起 149
盐与中风 154
血压究竟多高算好 157
信不信由你，减盐能降血压 161
血尿酸增高，一个应该引起关注的话题 165
心脑血管病的危险因素 169
预防心脑血管病的14字诀 172

四类慢性疾病——恶性肿瘤

人人都有癌细胞？ 176
朱莉可敬、不必学 179
基因检查与防癌 182

生活行为与健康

告别乙肝 预防肝癌不是梦	185
预防肝癌再加七字诀	189
晚期肿瘤该不该"放弃治疗"	193
癌症的二级预防	196
"少发易治"人类战胜癌症的前景	199

四类慢性疾病——糖尿病

糖尿病人，小心癌症来袭	203
预防糖尿病还有机会	207
脂肪肝背后的糖尿病	210

四类慢性疾病——慢性呼吸道疾病

"慢阻肺"的关键词：阻	213
七成"慢阻肺"归咎于吸烟	216
通向慢性病的吸烟	220

生活行为与健康

生活行为与健康
—— 关注四种生活行为、预防四类慢性疾病

生活行为与健康概述

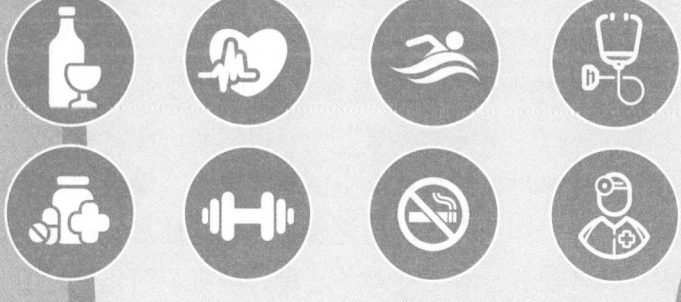

脂肪不可或缺，但过犹不及

脂肪是油脂类物质的总称。国人对"油"一直是大有好感的，谁不希望弄个有"油水"的差事？只是如今冠心病、心肌梗死、脑梗塞、脑溢血等心脑血管病成了危害人们健康的第一杀手，医学研究又发现这与脂肪摄入过多有关，于是一些重视健康人士便以为这脂肪一无是处，遂皆敬而远之。如有提倡素食者，便以为素食可避开脂肪。其实脂肪类物质乃是人体不可或缺营养素之一。

营养素，为构建人体与提供身体活动能力之所需，归纳起来可分两大类：一曰"供能营养素"、一曰"非供能营养素"。能，即能量，或称热量。犹如社会生活所需电力、煤炭、石油被称之"能源"一样，亦为人体活动之所必需，此处之"活动"，尚不只是指身体各部分位置之变动，心跳、呼吸、消化、思考，乃至新陈代谢等等亦属"活动"之列，亦皆需有足够的能量支持。此外，此类营养素为构建人体之基本材料，即使成人身体各部分多已不再生长，但身体仍在产生新的细胞以取代衰老的细胞，即新陈代谢。这些新生的细胞自然也需此类营养物质作为构建的原材料。可以说生命存在一日，即需此类营养素一日。供能营养素包括：糖类、脂肪、蛋白质；非供能营养素则为：无机盐（或称矿物质）、维生素与水。此类营养素虽不提供热量，但同样亦为人体之必需。

在供能营养素中，以供能之效率论，当推脂肪为第一，等量的脂肪经新陈代谢所产生之热量以卡路里计为糖或蛋白质之2.25倍。所以尽人皆知：肚里有油水，不觉饿。脂肪可称为产能大户，于人体之生命活动贡献良多。

脂肪虽属"供能营养素"，但其对人体的贡献，绝非只限于供能。脂肪亦是构造人体必需的物质。许多内脏，如心、肾，周围皆有脂肪，是为衬垫之用，一如包装贵重物品所用之泡沫塑料。其实人体各处皮肤之下，或厚或薄皆有脂肪层存在，称为"皮下脂肪"，这皮下脂肪除减少外界压力如撞击、震动等对人体危害外，还有保温、使体内产生的热量不致白白发散。皮下脂肪还使人丰腴、美观，虽说今人以瘦为美，若皮下脂肪尽失，骨瘦如柴，美从何来？

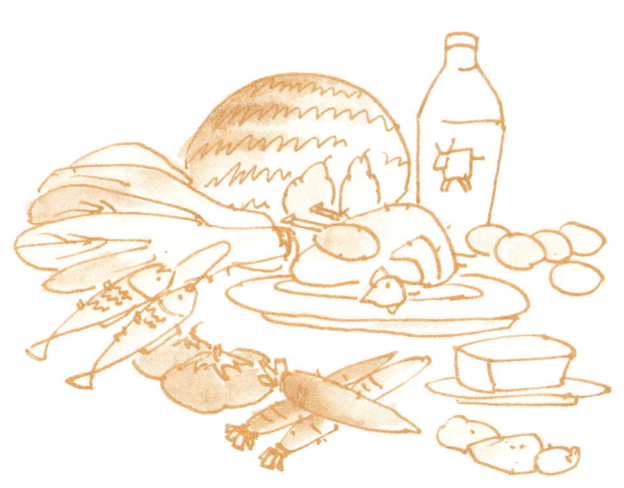

脂肪不仅具有这些经过化学变化，提供能量的"化学性"作用，作为衬垫、保温之类的"物理性"作用，脂肪还参与人体许多生理活动的过程。即以人们最熟知的胆固醇为例，便足以说明。

　　胆固醇是脂肪类物质中的一种，严格地说也是"一类"，犹如大家族中的一个小家庭。在脂肪家族中，胆固醇最是恶名在外，因为它能使动脉血管阻塞，引发心、脑血管疾病，诸如冠心病、心肌梗死、脑梗塞之类，严重危害人类健康。其实天地间有这胆固醇也并非是专为阻人血管而生，这胆固醇类物质也是人体不可或缺之物。

　　人体由细胞构成，这细胞不断进行着新陈代谢，老的细胞衰亡，新的细胞生成，而这细胞的外膜，即需固醇类物质参与构造；人类能感知外界的声光变化、寒热冷暖，靠的是神经将感知传向大脑，这信息的传递需要"介质"，犹如打电话需要用电一般，这神经传递信息的"介质"，也需固醇类物质参与合成；钙为构建人体必需之物，但其吸收则需维生素D的协助，故世人皆知欲"补钙"者还需服用维生素D，古人不会制造含维生素D的鱼肝油丸，如何不致缺钙？原来人体皮肤下的固醇类物质在阳光中紫外线的照射下也会形成具有活性的维生素D；人体的性激素，甚至某些抗病的"抗体"也需固醇类物质参与合成；而这胆固醇则更是胆汁酸的主要成分，胆汁酸则是人体对食物消化吸收过程中必需之物。

　　所以脂肪确非人体可有可无之物，且不论脂肪还造就了无数美食，使人大饱口福，也使人的生活平添许多乐趣。不过从如今人们健康的现状而言，则应了一句"过犹不及"的古话。脂肪固不可或缺，但亦不能过量。如今我国经济发展，民众生活改善，据健康学家研究指出，我国民众脂肪摄入量超标甚多。脂肪的摄入要减少,美味还需保持,这就要看烹饪专家的高招了。

中国是讲求美食的国度,不过以往多讲求的是"美味",而浅见以为:真正的"美食"应该是"美味"加"健康"。

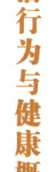

健康良言

就饮食中脂肪一事而言,并非不可有,实不能多耳。

一种没来由的治疗

> 中国的医院,且不论大小,往往一病即输液。甚至非法行医者,都会给人"挂水",曾有统计,中国人每人每年平均吊8瓶,尽管后来认为这个数字是被高估了。不过,在中国的医疗行为中,输液多半确是不必要的。

随着经济发展、科技进步,人的生命延长,我国人口结构逐步老龄化。老年人多了,老年病也就多了。在老年病中,心脑血管病是发病率最高,也是最严重的一类疾病,据统计心脑血管病占我国居民死因的41%,实在不能不引起高度重视。

心脑血管病的基础是动脉粥样硬化。动脉粥样硬化则是因动脉血管的内皮或称内膜,即血管最里面的一层膜,受到损伤,血液中过多的脂肪类物质在其中沉积下来,使血管内腔变窄,流经该血管的血液减少,由该血管供应血液的心、脑、肾等重要器官得不到充分的血液供养,日久发生功能障碍的疾病。不但"日久发生"的慢性情况,如冠心病、脑血供不足等,还可以由于血管中积存的脂肪块,叫做"粥样斑块"的破裂、脱落,被血流冲到下游的心、脑血管中去,造成心肌梗死、脑梗塞等严重的情况。

因此，要预防心脑血管病，首先就要预防动脉粥样硬化。动脉粥样硬化与人的年龄增长有关，不过人老既不能避免，要减轻动脉粥样硬化，只能从控制高血压、糖尿病和控烟入手。另一方面，要预防动脉粥样硬化，还得控制高脂肪饮食的摄入。

若是已经有了动脉粥样硬化，则更需控制高血压、糖尿病，控烟，控制脂肪饮食。对血脂不正常的，应用调脂药物治疗，对血黏度高的，应用阿斯匹林类药物治疗。调脂药物在一定程度上能减轻动脉粥样硬化，阿斯匹林类药物能减少心、脑血管栓塞的几率。

中药丹参，根据中医的理论，有活血化瘀的作用，古人多用于妇女调经治疗。如今古法新用，亦有用于治冠心病的，据称有改善症状之效，大致上适用于轻症、病情稳定的冠心病患者。近

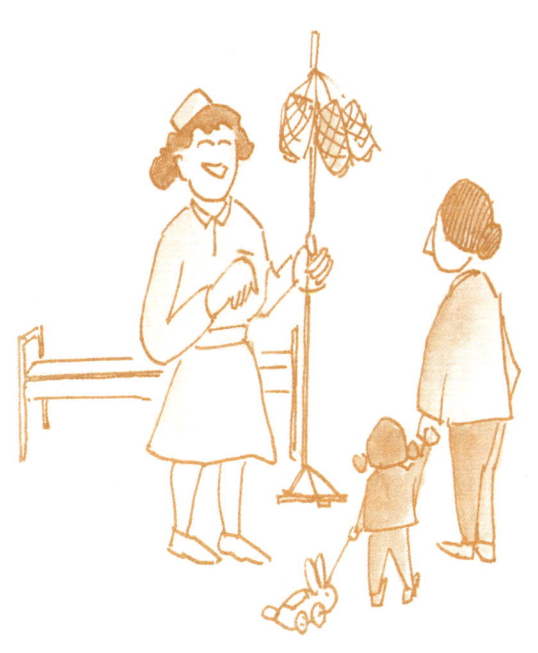

年亦有研究：从植物丹参中提取出名为丹参酮的化学物质，据说有扩张心脏中的冠状动脉，改善心肌血液供应的效果。有效自然是好，问题是如何应用。

近十余年来我国各地城乡，尤其在一些基层医院、职工医院、干部疗养院中却有一种定期，通常是每半年一次，每次3至5天不等地给老人静脉输液500至1000毫升，其中多加入丹参制剂的治疗，名曰疏通血管，据说颇受老人欢迎云云。

医疗单位积极主动地关爱老人，针对老人心脑血管病高发，采取一些防治措施，自是好事。不过此项预防性治疗，却于理无据，如被滥用，必是弊大于利。

首先，丹参类药物根据中医理论是"理血"药物，而理血药应与"理气"药同用方才有效。而且用时还需辨证，只有病邪入"血分"时方可使用，不然"有引邪入血、致生他变"之虑。即使使用的是提纯的丹参酮，那丹参酮也断无可能在血液中维持半年的有效浓度，动脉粥样硬化不是三、五天便好的病，用了又有何益。

其次，或说，动脉粥样硬化是血管被脂类物质阻塞，输些液体进去冲冲血管总好吧。可惜这是一种天真或无知的想法。这种输液其实是有危险的：

第一，一个人体内循环的血液量约3500至4000毫升，几个钟点之内又灌进去1000毫升，循环中的血液被稀释，循环量骤增20%~30%，心脏负担增加；血管中循环的液体增加，血压也随之增高，对原有或潜在的心功能欠佳、高血压的老人有诱发心力衰竭、脑溢血的危险。

其二，这些液体输入静脉，随着血液回流到心脏，再由心脏博出，进入主动脉后再由大至小分散送至全身各处的小动脉中。注意，这动脉是由大至小的，不像家里的阴沟由小到大，阴沟多冲洗几次可以将污物冲到大些的下水道中去,阴沟就通畅了。动脉血管中脂类物质形成的粥样斑块,一旦被冲得破裂、脱落下来,随血液冲入小动脉中去,必定造成小动脉的堵塞。而且这粥样斑块一旦破裂,会立即引发血液凝结,脂肪加血块,堵塞冠状动脉的结果是心肌梗死,堵塞脑动脉的结果是脑梗塞!

健康良言

这种没来由的输液,多花了点钱还是小事,输出性命交关的事情来,问题就大了。

控盐非小事

"淡而无味",我国民众是将"淡"与"无味"等同起来看待的。在追求口味的中国,盐成了主要的调味品。在科技不发达的年代,盐更是重要的食品保存剂。结果是中国人均耗盐量世界第一。盐的价格便宜,本来多吃一点也罢,孰料这盐却与健康杀手——高血压密切相关,吃得咸点淡点就不是无关紧要之事了。

我国民众中有些常识者,大约对于不要吃得过于油腻,都已经有了一定的认识。大都知道"吃得太油腻,要得高血压"。摄入脂肪过多,容易发生动脉粥样硬化,而动脉粥样硬化将加重高血压,道理也是不错的。但高血压与盐摄入过多,却有着更为直接的关系,这一点却常被忽视。甚至连高血压的患者亦不知道要控盐,在许多健康教育的读物中亦较少强调控盐之事。结果是我国人均耗盐量世界第一,而高血压患者超过3亿,亦居世界第一,而且控制率甚低,其中原因,至少部分是因为患者不知道控盐所致。

据研究,原始人在茹毛饮血的时代,并不知道要吃盐。到了农耕时代，食物变得丰富起来了，人们开始感到若是在食物中再加点盐，便更可口了。于是盐便进入人们的生活之中，逐渐成了"开门七件事"之一了。盐是作为调味品进入人的生活的，人对它的需要量其实并不大。据生理学家研究每人、每天只约需1.4克盐而已。我国民众在饮食问题上素重口味，近年经济发展、生活改善，对口味问题更加看重，加以菜肴品种多、数量大，盐耗用量日增。据调查人均每日摄入皆在10克以上，北方一些地区甚至高达15至18克之多。

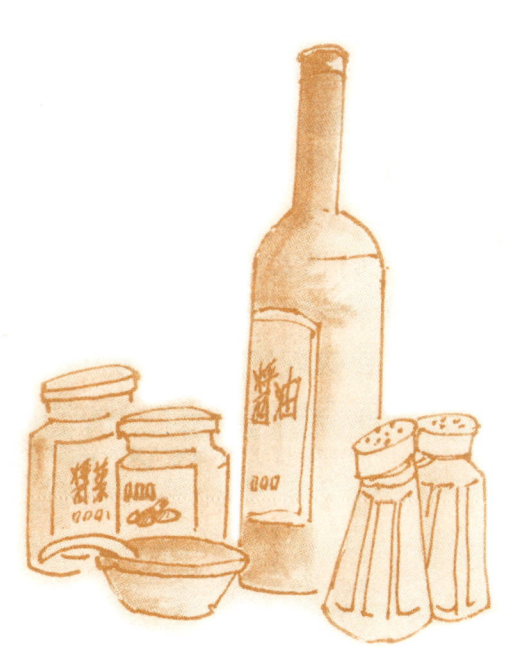

盐摄入过多对健康最大的影响是诱发高血压，当盐摄入过多时，血液中盐分便会将身体组织里的水分吸收到血液中来，其情形就像盐钵子里的盐能吸收潮湿空气中的水分一样。血中盐分的增高，还会令人觉得口干，于是人便会喝水，这些水会被盐保留在血液之中，使血液循环流量增加，一是心脏被迫加强收缩力度，从而增加了血流对血管壁的冲击力；二是血管中的流量增加，必定增加对血管壁的压力，亦即升高血压。犹如潮水大涨时或可冲毁堤坝的道理一样。

高血压可以毫无症状，但高血压会损伤血管，血管壁的损伤促成动脉粥样硬化，而动脉粥样硬化则是心脑血管病的主要致病因素之一，高血压甚至是脑溢血的直接原因，也是肾动脉硬化、肾功能衰竭的重要病因。高血压成了我国民众最大的健康杀手。故防治高血压在我国实为防治慢性病之重点。而欲防治高血压，控制盐的摄入则亦应列为重点。

此外，高盐的摄入能损伤胃黏膜，亦与胃部疾病甚至胃癌有关。

卫生部《中国居民膳食指南2007》明确指出：应提倡淡食，每人、每天盐摄入量应低于6克。实际上这仍是一个考虑到我国国情的提法，因为若按世界卫生组织的标准应为5克。西方人吃得淡，如据美国统计，人均每日摄入盐约3.7克，尽管如此，美国的一些健康团体仍在发起"减盐运动"，希望将人均每日耗盐量压缩到2.8克。据他们估算，若能做到，美国每年将减少20万例死亡数。若将这3.7克、2.8克对照于我国，差距实在是太大了。我国卫生部、发改委等15部门联合发布的《中国慢性病防治规划(2012–2015年)》，提出的三年奋斗目标中有"全国每日人均食盐摄入量降至9克以下"，看来是一个比较务实的提法。不过需知，此处所指的"盐"，还应包括酱油中的盐以及各种腌制食品中的盐。要让全国每日人均食盐摄入量降至9克以下并非易事。

健康良言

日常生活中摄入多少盐，确也难精确计算，但我国民众应该建立"吃得淡些有益健康"的理念，争取吃得淡些、更淡些。

吸烟不单伤肺，饮酒岂止损肝

> 人类吸烟喝酒的历史已经很有些年头了，但人类真正认识烟酒对健康的危害则也才不过几十年。而且这个"认识"还不全面、不深入。

吸烟喝酒，除了个别因宗教信仰关系有所禁止的地区外，几乎是遍及世界的一种嗜好。吸烟的历史若从哥伦布发现新大陆，将南美洲的烟草带回欧洲，欧洲人开始吸烟算起，已有500多年的历史了。饮酒的历史更长，至少中国殷商时期的出土文物就有酒器，除了祭祀便是为了饮酒。在意大利庞贝古城的遗址中便有酒窖，至今也已经2000多年了。

醉酒误事是早已知道的了，但对芸芸众生而言，终究也没多少大事可误，而帝王将相误了大事，谁又能管得了？而吸烟喝酒对人体健康的影响，则无论中外，可以说皆无所知。虽然据说我国明末的方以智曾有吸烟"久服则肺焦、诸药多不效"之说，而更早些的英皇詹姆士一世亦有劝喻禁烟之举，但人类对烟、酒对人体健康的影响，实在一直缺乏足够的认识。当然，彼时生产力低下，对民众健康的威胁恐怕更多的还是饥饿或营养不良，加以传染病流行，人的寿命短暂，烟酒之害往往并不明显。甚至其时能吸烟喝酒的，还多属富裕之人，他们的生存条件且尚优于一般，故而或许还更长寿一些。

但随着经济的发展、科技的进步，人类的寿命延长，烟酒对人类健康的危害逐步暴露。1961年英国皇家内科学会提出"吸烟有害健康"，次年美国卫生部发布白皮书，倡导人们戒烟，是为近代认识吸烟危害之始。认识过度饮酒可引起肝硬化，大约也早不了多少。但不管怎么说，人类对烟酒对健康的危害总算是有了点认识了。不过对一般民众而言，由于烟是吸到肺里去的，吸烟的人又常有咳嗽、吐痰之事，故"伤肺"的说法比较容易接受。喝醉酒脑子糊涂了，但睡一觉就醒过来了，而酒是喝到胃里、吸收到肝的，所以说"伤肝"也容易理解。

烟吸到肺里，肺固然首当其冲，但烟雾中的有害物质许多是要被吸收进入血液的，而一旦进入血液则会随血液循环而祸害全身。同样，酒精即乙醇，在肝脏中经乙醇脱氢酶演化为乙醛，即成一种毒性物质，如不能进一步演化为乙酸，进而分解为二氧化碳和水排出体外，则乙醛亦不止损肝，而是会随血液循环进而损害其他器官。

吸烟可引发肺癌，已毋庸置疑。其实又何止肺癌，吸烟者喉癌、食管癌、膀胱癌以及肝癌的发病率皆高于不吸烟者。近年的研究还注意到胰腺癌亦可能与吸烟有关。吸烟可引起慢性支气管炎、肺气肿、肺心病，虽然也属"伤肺"的范畴，但吸烟引发心脑血管病，以往就较少引起重视了。

心脑血管病的基础是动脉粥样硬化，吸烟者动脉粥样硬化较不吸烟者往往来得早和较为严重。有统计表明吸烟者冠状动脉粥样硬化性心脏病的发生率高于不吸烟者10倍。北京一家医院曾将近年收治的心肌梗死患者，依其吸烟与否分为两组，不吸烟者的平均年龄为72岁,而吸烟者的平均年龄竟只为56岁。说明吸烟使心肌梗死提前了16年!尽管这项研究的方式还值得探讨,但多少也说明了一些问题。吸烟加重了动脉粥样硬化,除心肌梗死外,患者患脑血管病如脑卒中、脑溢血之类的风险自然也因之增加。

吸烟会使男性精子活力降低,女性月经失调。孕妇吸烟流产率高,生下的婴儿体重平均低200克、短1厘米。

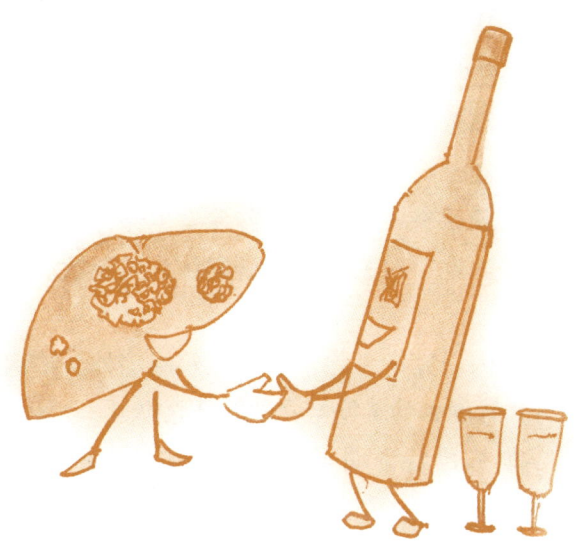

酒精在肝脏中演化成的乙醛是一种"肝毒性"物质,它损害肝细胞,导致肝细胞脂肪变性,形成脂肪肝,若不纠正则可发展为酒精性肝炎、酒精性肝硬化,并有可能导致肝癌。若原患有慢性乙肝、丙肝,则酒精更容易起到"促癌"的作用。

但喝酒也不仅仅伤肝。酒喝多了,脑子糊涂,喝醉了,不省人事,自然是伤了脑子。当然,多数会醒过来,不过也有就此不醒的。酒醉以后醒来,许多人都会感到头痛,究其原因,实在是脑细胞的水肿尚未及消退之故。最近有人调查长年饮酒之人，尽管他们一般并不喝醉，但数十年如一日地喝酒，及至老年时期，他们患老年痴呆与帕金森综合征的几率确较不喝酒或偶尔喝酒者高出许多。故酒精不只是伤肝，酒精也损脑。

酒精对心血管的作用其实更多是负面的。喝酒脸红，只是扩张了面部的毛细血管而已，对心、脑、肾等重要器官的血管并无扩张作用。相反，酒精可以兴奋交感神经，使心跳加快、血压升高，甚至引发心律紊乱。长年饮酒的人，心肌内脂褐素增加，心肌收缩力减退，发生冠心病后容易心力衰竭。

酒精，尤其高浓度的酒，损伤胃黏膜，导致化学性胃炎。严重的会引发胃出血。

饮酒可诱发胰腺炎，经常饮酒容易发生慢性胰腺炎，发生糖尿病的机会亦多。近年对胰腺癌的研究认为长年饮酒亦是胰腺癌的发病因素之一。

在肿瘤的病因研究中，除了肝癌、胰腺癌外，提到可能与饮酒有关的还有食管癌、膀胱癌与女性的乳腺癌。

现代科学研究已经证明了烟酒对人体健康的危害，对比于抽烟、喝酒悠久的历史，虽然是晚了一些，但终算是有了认识。但是认识归认识，纠正起来却是不易。原来烟雾中的尼古丁、酒中的乙醇会使饮用的人产生"依赖"，离了它就有那么一些儿不舒服。所以许多年来，控制烟、酒的事，成效总是不大。于是便有人希望依靠政府的力量来极力推行，但现代文明社会也只能从"不危害社会"的立场来加以考虑，如规定不能在公共场所吸烟，喝酒后不准驾车之类。控制的力度原本不大，若再加上有法不依、执法不严，收效也就微乎其微了。

解决的办法则还是在于激发人类理性的潜能，人是万物之灵，人不可能永远不能分清长远的健康与一时快意之间的利弊。

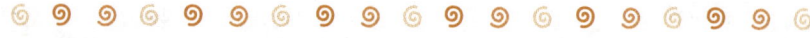

当然，既然是有某种生理上的"依赖"，为人类健康服务的医药，也应该研究出些解决的办法来。值得庆幸的是如今确实已经有了一些如"尼古丁受体阻滞剂"之类药物，或是心理治疗等方法可以帮助解决这些"依赖"的问题，让人们在不太为难的情况下，远离这些有害健康的行为。

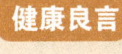

对于戒除烟酒而言，要去主动寻求医药的帮助，关键还是在于人们在理性认识上的提高。

健康PK钱包

> 在健康的话题中常常涉及一个"量"字，如需要控制脂肪与盐摄入之量，饮食的总量亦需控制等等，因为人本身是需要摄取些脂肪和盐的，人也是需要吃饭的，只是不能过多罢了。但对烟酒而言则不然，因为人并无对烟酒的生理需要，人可以也应该完全不沾烟酒。只是由于人们对烟酒产生了"依赖"，下不了戒除的决心罢了。而这恰恰正中烟酒商人的下怀。

世界卫生组织曾发布过一个名为《维多利亚宣言》的文件，在我国，通常将其内容称为"健康基石"，即健康的基础。其主要内容可概括为："合理饮食、戒烟限酒、适当运动、心理平衡。"这四句话可以说是"放之四海皆准"的健康格言，是每一个渴求健康的人都应该努力去身体力行的。

合理饮食极为重要，所谓"水能载舟，亦能覆舟"，营养不良，自是有损健康。但今日之疾病却多是营养过剩或营养失调所致。合理饮食之关键在于"量"的掌控。我国民众如今摄入之能量过多，所食脂肪与盐皆明显超标。适当运动一句中"适当"二字，也是一个"量"的问题,当然,对我国目前大多数人来说,是缺少运动,而不是过量的问题。心理平衡的重要性自不待言,不过世事纷繁,都能够做到正确理解、正确对待,甚至心如止水,"四大皆空,六根清净"也不容易。唯独这烟酒之事,应该是可以完全不沾边的。从哲学上说凡事皆有度,度即"量",而烟酒一事,应适用"全或无"律。即事实上人必需摄入相当的能量,以维持机体的新陈代谢,身体的正常活动,人也不可能完全不吃油、不吃盐,因为人体也需要一定的脂肪和盐,但人可以完全不抽烟、不喝酒。

吸烟是许多癌症的重要发病因素,已获无数事实证明。吸烟也是动脉粥样硬化的重要起因,是近年医学研究的重要发现,而动脉粥样硬化则是心脑血管病的根源。吸烟引起"老慢支",即老年慢性支气管炎之谓,更是老人的健康杀手。吸烟还会影响周围的人,而且据研究,被动地吸入"二手烟"的危害甚至并不亚于主动吸烟,所以世界各国,凡文明的国度皆有控烟之举。

尽管在许多国家控烟并不得力,吸烟之危害已有共识。对于饮酒一事,据考,起源久远,两千多年前被维苏威火山爆发淹没的庞贝古城,便有完善的酒窖,中国青铜器时代,少说距今也有两三千年,便有酒器,有用于祭祀的,也有用于宴饮的。虽说酒醉使人失智,甚至误事、误国,尽人皆知,但除少部分因宗教信仰而禁酒的国度外,世人多乐此不疲,而且随着经济之发展,而酒帜大张。在我国更因有"酒文化"之说,使嗜酒成灾。酒精伤肝、损脑,是久已知之之事,以往多认为酒精有促癌,即促进癌症发生的作用,如今的研究则已证明酒精本身即是致癌物质,过量饮酒可以引发肝癌、食管癌、胰腺癌。故欲保肝、护脑、防癌,酒是应该远离的。

或曰"少量饮酒有益健康",其实如红酒之中有点抗氧化物质,但其含量有限,难起作用,若大量饮用,酒精必定有损健康,顾此失彼，得不偿失。故世界卫生组织西太平洋区域关于控制酒精危害的文件中即指出：不提倡饮酒以"有利心血管"之说。许多国际学术机构如国际抗癌联盟发布的"防癌要策"中亦有"最好不饮酒"的提法。故对于酒，不论何种酒类，还是以不饮为好。

抽烟喝酒并非人类生理上的需要，而只是一种人类后天养成的嗜好。喝酒始于蒙昧时代，吸烟始于科学启蒙之初，那时候的人并不了解烟酒对人体健康的危害，到也无可非议。不过如今科学昌明，烟酒对人体的危害已经昭然若揭。按说人类应该理智地放弃此类不良嗜好了，然而，事与愿违。烟酒之事在一些国家，如我国，正越演越烈。究其原因，一是民众对于此类一时并不立即显现的危害缺少认识，或即使有了些认识，但由于身体已经产生"尼古丁依赖"，"酒精依赖"，若无坚定意识，一时不易戒除。二是烟酒行业形成了一个巨大的经济利益集团，他们日进斗金，自然想方设法推行其事。

健康是人人都需要的，但健康不会是从天上掉下来的馅饼，健康是要靠人们自己去争取的。怎样去争取健康？学习关于健康的科学知识，并努力践行其中的原理乃是根本。你知道了烟酒对健康的危害，而你又是渴求健康的人，只要你的理性战胜习惯的惰性，你一定会远离烟酒；你远离了烟酒，必定会减少烟酒引发的疾病。疾病减少了，你的健康也就增加了保障。

健康良言

理智如万物之灵的人，何必受烟酒商人的诱惑，牺牲自己的健康去填他们的钱包？

别以为胃已切除……

中国是美食的国度，在人们大饱口福时，胃却饱受磨难，曾有人估计我国民众一生中有20%的人曾患胃、十二指肠溃疡，胃癌亦是我国最常见的恶性肿瘤之一。在二十世纪六七十年代，外科技术发展，一些久治不愈的"老胃病"通过手术得以治愈。治疗的手术名为"胃大部切除术"，民众简称"胃切除"。

中医说："脾胃乃后天之本"。意思是说人出生后，食物的消化吸收乃是生命活动的基础。"脾胃"二字便是指人体对食物消化吸收的功能。实则脾与胃是两个不同的器官，功能迥异，脾与造血及免疫相关，胃则主食物的消化。食物入口，在口中被牙齿咬碎，与唾液拌和，唾液中的淀粉酶等已经开始了食物的消化过程。食物经食管入胃，胃不断地蠕动搅拌食物，胃液中的胃酸及各种酶类进一步地消化这些食物，然后将食物送入小肠，再进一步消化和吸收食物中的精华以营养身体。

胃是人体重要的消化器官，胃的工作任务繁重，至少一日三餐所吃食物的消化，是它的基本工作量，许多人还要吃夜宵、下午茶，甚至有人一天到晚零食不断，饱了口福，却苦了胃。食物之中，有时还会鱼龙混杂，有害物质也会夹杂其中，胃就更受其害了。还有些物质本身虽不能称之为"有害物质"，而一旦过多，对胃也会造成损害，如盐摄入过多，便能损害胃黏膜。甚至曾有过因吃饭吃到急性胃扩张乃至胃穿孔的事。

胃病在我国发病率甚高，以前曾有人估计我国民众一生中曾患胃、十二指肠溃疡者，占20%。有人发现作胃镜检查者，各种胃疾，至少是轻度浅表性胃炎者，在95%以上，当然，他们都是因为上腹部不适，才作检查的。胃癌是我国最常见的恶性肿瘤，曾长期居我国恶性肿瘤发病率之首。近年我国肺癌发病数猛增，占了首位，但胃癌发病率仍高居第二位。我国胃癌高发，当与我国胃病高发有关，因胃溃疡经久不愈者有一定的变癌几率，慢性萎缩性胃炎，尤以伴"肠上皮化生"（即胃之黏膜上皮细胞有了如肠黏膜上皮细胞之特征）者为然。而胃十二指肠溃疡、慢性胃炎之发生则与多种因素有关，如盐摄入过多、胃酸分泌过旺、幽门螺杆菌（一种能寄生于胃黏膜下的细菌）感染等有关。当然，从良性的胃溃疡、慢性胃炎演变为胃癌，细胞的癌变还与遗传背景、摄入致癌物质与个体的免疫力下降等因素相关。故欲预防胃癌，则应治疗胃十二指肠溃疡、慢性胃炎，消除幽门螺杆菌感染，多吃新鲜蔬菜水果，而避免食用高盐与腌制食物及不新鲜蔬菜（其中多含亚硝酸盐，可形成致癌物质亚硝胺等）。

胃癌如能早期被发现，治疗效果甚好。据有研究者报道：早期发现的原位癌（指尚局限于胃黏膜层的癌），手术切除后的5年生存率高达99%，简直可以说"都可治愈"了。欲早期发现，则需对胃癌的症状提高警惕，如出现上腹部不适如隐痛、胀满、嘈杂，尤伴有食欲下降者即应就医，短期治疗不见改善者，宜进一步检查，而检查之法以作胃镜检查最佳。近年由于胃镜检查的普及,我国的胃癌被早期发现者日渐增多。

当然,上腹部不适是一种极为普遍的症状,一般而言,不必过于紧张,况且上腹部不适之原因甚多,并非皆因胃而起,即以胃病论,绝大多数也是良性胃病而非胃癌,但早期胃癌却也可混迹其中。故凡胃溃疡经久未愈者、慢性萎缩性胃炎者、胃息肉(此为良性病变,但可有癌变)者,即所谓胃癌之"高危对象"者,尤应提高警惕。

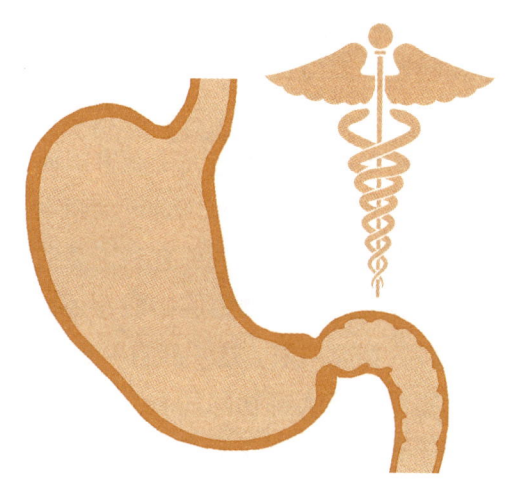

有曾因胃十二指肠溃疡经久不愈,甚或出血、穿孔、梗阻等原因而作过胃大部切除者,通常手术后症状大多缓解,病人健康状况恢复良好。若干年相安无事之后,或感胃部不适时多不重视,一则自恃有早年胃疾之"经验",以为症状比之早年轻多了,再则以为"胃已切除",不可能再生枝节。因而常常不以为意。孰料不然,曾作胃大部切除后残留之胃,谓之"残胃",而这残胃甚至比"全胃"还更易生癌,即"残胃癌"。

胃的入口为贲门,上接食管,出口称幽门,下连十二指肠,近幽门部位的胃,称为胃窦。此处收缩力强,胃酸等胃液分泌旺盛,亦是胃溃疡、胃癌好发之处。故"胃大部切除术"切除的胃,便主要包括胃窦、幽门等部位。因为胃已大部切除,收缩力大减,若幽门仍然门禁森严,食物如何能够通过?而胃窦部则是胃酸的主要产地,若不充分切除,则胃酸产量仍高,胃溃疡还将复发,故此种术式中包括切除胃窦与幽门,亦是不得已而为之之事。问题是幽门切除,胃中之食物固易下行,肠中之物或亦可逆流而上,肠液多为碱性,胃黏膜本只适应酸性环境,肠液的返流使残胃的黏膜上皮细胞大受其害。而胃窦的切除又使胃液分泌量减少,胃液中的胃泌素,对胃黏膜本有滋养、保护作用,而今则大为减弱。胃酸的减少还有利于某些细菌的繁殖,硝酸盐还原菌的滋生则又利于食物中的硝酸盐还原为亚硝酸盐,形成致癌物质亚硝胺。如此一来,这"残胃"患癌的风险自然就高。

据统计胃大部切除后5~10年残胃癌的发生率为1%~5%,已远高于胃溃疡之癌变机率,10年后发生率可能更进一步增高。故"胃大部切除后"者,亦是患胃癌的"高危对象",曾作胃切除术之诸君万不可大意,凡觉胃部不适时,宜早就医。

为治一病而又涉及另一病的问题,在医学上也实属无奈。不过幸而如今对胃十二指肠溃疡、慢性胃炎皆已有颇为有效的药物疗法,多数可以治愈,极少发展到出血、穿孔、梗阻等情况,胃大部切除手术如今已极少施行。如此,今后残胃减少,残胃癌也必将减少,则是人类之幸事了。

健康良言

"胃大部切除",不能简称"胃切除",因为大部切除后还有小部分胃存在,而这"小部分胃",却是多事之地。曾作此术者应小心守着这份"保留地"。

帕罗恩的纪念碑

据说在西班牙有一座小城名帕罗恩,在该市的中心广场上有一个肝脏形象的纪念碑。欧美各国纪念碑多哉矣,但以人体器官的形象作纪念碑的,绝无仅有。以肝脏的形像作纪念碑的主意是当时的市长提出的。这市长先生原是本城一位著名的医生,他深感肝脏每日无声无息地为人工作,诚属可敬,希望他的下属也像肝脏一样忠诚地为民众服务。而嗜酒者却不断地用酒精去损害它,亦殊可恨,他也希望人们爱护自己的肝脏,不再酗酒。

肝脏深于上腹部,若不因病肿大,医生摸不到它,用听诊器听,也听不到任何音讯,肝脏无声无息地为人类的生存做着巨大的贡献。肝脏虽深藏不露,但仍是很容易受到侵害。在我国,最大的损肝因素是肝炎病毒造成的肝炎。肝炎病毒是一种"嗜肝"病毒,专门侵袭肝脏。常见的肝炎病毒有甲、乙、丙、丁、戊五种,这五种病毒引起的肝炎过去在我国皆甚常见。不过在五种肝炎之中当以乙型肝炎病毒感染的问题最为严重。原因有二:一是感染率高,据估计国人半数以上可能皆曾遭感染。二是慢性化倾向严重。以往我国民众中乙肝表面抗原(HBsAg)携带率,即查出血液中有乙肝表面抗原的比例在10%以上,其中多数为乙肝病毒的慢性感染者。这些乙肝病毒的慢性感染者,自行痊愈的可能性甚小,其中有相当大的一部分最终将演变为肝硬化、肝癌。全世界每年发生肝癌50余万例,其中华人占55%,真可谓是国人的不幸。

然而,近20年来事情有了转机。自20世纪90年代初起,我国将乙肝疫苗列为儿童计划免疫项目,为推广乙肝疫苗的接种,并已将其列为免费项目,不但所用疫苗免费,连同注射费等亦一概全免。乙肝疫苗的接种在我国得到了普及。而乙肝疫苗亦不负众望,十分有效地预防了乙肝病毒的传播。据估计,由于推广乙肝疫苗的接种,近20年来,我国至少有8000万人免遭乙肝病毒感染,减少了乙肝病毒携带者2000万。乙肝疫苗预防了乙肝病毒感染,也必将减少因乙肝病毒感染而导致的慢性肝炎、肝硬化、肝癌,这已是毋庸置疑。我国台湾与广西皆已报道了在青少年中肝癌已见明显减少的情况,因为他们皆曾接种过乙肝疫苗。

此外,近十余年来,出现了针对乙肝病毒的抗病毒治疗,并不断推陈出新,疗效不断提高,能有效地抑制乙肝病毒感染者病情的发展,减少肝硬化、肝癌的发生。

然而,不幸的是我国有另一种肝病,即酒精性肝病的发病率却急剧攀升。此病病因明确,因过量饮酒所致。据报道,我国1981年全国售酒711.3吨,至2001年已增至3069.87万吨,20年增加了4.3倍!据2000年调查:西南地区无分男女老幼,饮酒者占全部人口之30.9%~43.4%,而在华北地区:嗜酒,即每天要喝点酒的人占14.3%。在浙江省,患酒精性肝病者,占人口的4.34%。西南地区各地则占4.3%~6.5%不等。还有一个颇有说服力的数字是:据西南地区某省级医院报道,酒精性肝硬化在所有因各种原因造成的肝硬化中的比例,1999年为10.8%,到2003年已上升为24.0%,已占所有住院治疗的肝病病人的23.1%。更糟糕的是我国已开始有酒精性肝硬化演变为肝癌的报告,这在国外,如意大利等国早已引起重视,我国过去由乙肝肝硬化演变为肝癌者甚多,以致对酒精性肝硬化演变为肝癌之事未多关注。如今乙肝致肝癌方始有望减少,而酒精致肝癌的增加已见端倪,怎不令人担忧。

得益于科学进步,乙肝疫苗带来的免疫力,让国人逐步从乙肝的阴影下摆脱了出来。不料想酒精的危害却在"酒文化"、"工作需要"、"软化血管"等等的藉口下明目张胆地袭来。人们追求一时之欣快的非理性行为,让人丧失了对酒精危害的警觉性。

健康良言

不知帕罗恩的纪念碑起了多大的作用。不过,对于嗜酒,人的理智应该是克服这种行为的疫苗。为了民众的健康,国家和社会都应该积极推行这种无形的疫苗,一如推行有形的乙肝疫苗一样。

龟虽寿，人非龟

> 质疑是人类的一种思维模式，不人云亦云，有利于辨明是非，接近真理，是应该提倡的。不过质疑也应该有一定的理性基础，质疑科技方面的问题更应该有科学的基础。

我国的文化传统多承袭少质疑，古人怎么说的我们大多都奉为圭臬。不过如今时代不同了，求真务实、探究质疑之风渐起，自是好事。不过，近年也有一些"质疑"令人匪夷所思，甚至专拣公认的事实，发起挑战，语不惊人誓不休，这在健康领域似乎更多些。比如牛奶，加了三聚氰胺的除外，应是很好的营养食品，他偏说"牛奶不是给人喝的"；营养学家都提倡食物应该多样化，以求营养之全面，他偏说"只要吃绿豆，身体便能健康"……

古希腊的文明创造了奥林匹克运动，西方人都将运动视为生活不可或缺的一部分，中国人也发明了"五禽戏"，教人练了以强身健体。法国的大思想家伏尔泰说过"生命在于运动"。斯言是也，如今运动成了人类生活的重要组成部分。全世界体育比赛不断，我国各级政府更设专管机构，尤其提倡民众健身运动。

不过，也有人质疑"运动好"这一观点，说是若要健康长寿只需静养。并以龟为例，说龟不运动亦能长寿。且不说龟其实也是游泳好手，人也是断不能与龟相提并论的，人是属灵长类的动物，与猿猴倒是同宗。不过生活在亚马逊河的一种懒猴，终日在树上静伏不动，吃些树叶、昆虫之类，考其寿命亦只数年而已。当然，人非猿类亦不可比。

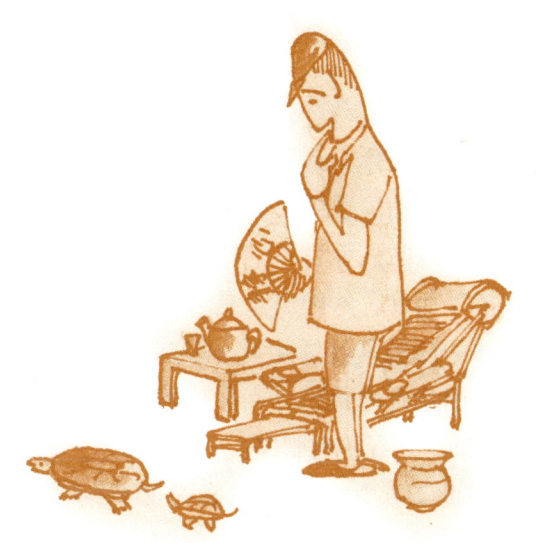

其实说到人类需要运动，人类认识到运动强身健体的功能应是近世之事。古希腊人创造奥林匹克运动，其体育竞赛的宗旨是"和平、友谊"，其时希腊各城邦之间战争不断，搞体育比赛总比打仗好吧。一直到今天奥林匹克运动长盛不衰，便是因为这个主题深入人心之故。近代科技进步、生产发展、食物丰富而体力劳动减少，在发达国家，甚至许多发展中国家已成普遍现象。"多吃、少动"的结果是肥胖已呈流行之势。据英国一份最新报告显示，1980年以来，发展中国家超重或肥胖人口从约2.5亿猛增至约9.04亿，而发达国家中此类肥胖人口约为5.57亿。全球超重或肥胖者在成年人口中所占比例已由1980年的23%升至2008年的34%。何以至此？报告认为，这一趋势主要与饮食结构的变化有关，但除高脂肪、高能量的饮食摄入过多外，缺乏体力活动、体育锻炼也是重要原因。肥胖与超重的结果是引发糖尿病、高血压及动脉粥样硬化等症，形成一系列代谢紊乱的"代谢综合征"，成为如今危害民众健康的主要威胁。

有人说"生命在于运动"是一个宽泛的哲学上的含义，人体乃至一切的生物体的生、老、病、死，都属"运动"的概念。确实也是，若是人生而"不动"，则将不老、不病、不死，到是好事，不过这违背自然规律，绝无可能。还是说得实际一点，对于人的生命而言，"运动"也确实是重要的。不谈运动使人思维敏捷、身手矫健，即以防病而言，"代谢综合征"的发生，多归因于"胰岛素抵抗"而起，这胰岛素是人体糖代谢的关键物质，胰岛素抵抗即人体的胰岛素数量并不一定减少，但作用减弱，以致酿成一系列的代谢紊乱之疾病。而形成胰岛素抵抗的根本原因则在于"多吃、少动"而导致的肥胖。

所以欲预防此类疾病，控制饮食是必要的，运动更是不可缺少的。

健康良言

医学上确有所谓"静养"之说，不过实在是指病人对疾病应有的一种态度，即有病让医生治疗，病人安心静养。应该不是对正常人谋求健康而言的，岂能错位。

福兮祸所倚

多少年来,中国人称发胖为"发福",称肥胖为"福相"。胖即福。不过,近代的科学研究却发现这肥胖却是糖尿病、高血压、动脉粥样硬化等严重危害人们健康的疾病源头。真是应了"福兮祸所倚"的古话。

不久前上海市体育局等单位发布了《第三次上海市民体质检测公告》,看来着实是令人高兴。因为公告说上海市民体质的综合指数,在全国各省市中位居首位,而且与5年前的第二次市民体质检测结果相比,又有了许多进步。

在传统的观念上,南方人的体质不如北方人。上海人或许机敏一些,说到体质就不那么自信了。这回可好,上海市民体质的综合指数,在全国各省市中拔了头筹,怎不令上海人自豪。

不过这份公告也指出喜中有忧,比如上海青少年的近视率有增无减、人们握力普遍不强、肥胖率仍在逐步攀升……关于上海市民的肥胖一事,报告指出:在成年人身体形态方面,与5年前相比,男性变化较大:身高平均增长0.5厘米,体重却增长了1.4千克。公告还指出:上海男性市民持续十年体重呈现增长,超重、肥胖比例年平均增加1%。

　　虽说环肥燕瘦各有所好，但纵观中国历史，历来人们大多还是希望胖的多。人们称发胖为"发福"，称胖嘟嘟的脸为"福相"。反正，胖是一种福分，有福之人才会胖。这也是不错的，中国几千年来虽说以农立国，但有几个朝代是真正解决了芸芸众生的温饱呢？饭都吃不饱何来肥胖？能胖起来的人必定是衣食无忧、无需辛勤劳作之人，也就是"有福"之人了。

　　既衣食无忧，又无需辛勤劳作，成了人们所追求的人生境界，于是"发福"自然也就令人欣羡。几千年下来，到了近代，得益于社会的进步、科技的发展，对许多中国人来说，已过上了衣食无忧，又无需辛勤劳作的生活了。当然，许多人的工作还是

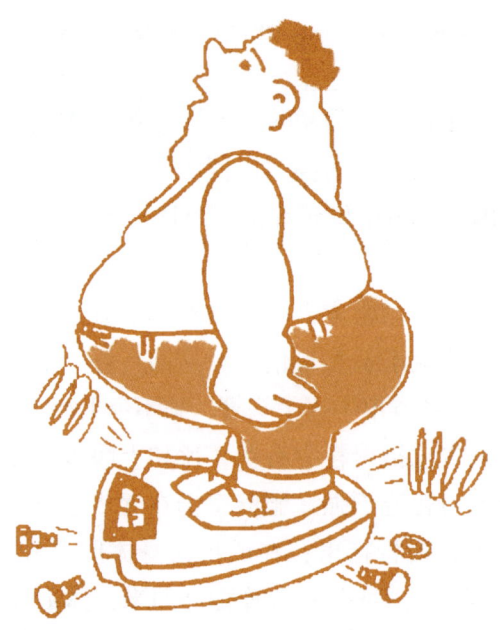

辛苦的，工作压力也是大的。不过，多是脑力劳动了，许多工作敲敲键盘便可完成，无需过多的体力劳动了，甚至连出行、上楼、洗衣之类的体力活动也由汽车、电梯、洗衣机之类的器械代劳了。衣食无忧，又少体力活动，于是便"发福"起来。这正是上海男性市民持续十年体重增长，超重、肥胖比例逐年增加的原因了。

人们几千年来追求的"福气"降临了，本当额手称庆。孰料如今科学昌明，却发现这"发福"之事并非好事，因为人一旦肥胖，便容易发生高血压、糖尿病、脂肪代谢紊乱，引发心脑血管病，甚至某些癌症，于人的健康实在影响至大。现代医学甚至将肥胖与高血压、糖尿病、脂代谢紊乱合并称为"代谢综合征"，意即新陈代谢紊乱的状态。而这其中肥胖往往是首发症状。而肥胖中又以腰围增大的"啤酒肚型"肥胖于健康最为不利。因为此种肥胖意味着内脏的脂肪积聚，不但影响内脏的功能，此种脂肪还能产生若干生物因子，影响人体的新陈代谢而引发疾病。比如由脂肪组织产生的一种叫做"抵抗素"的物质，便能令人体"抵抗"胰岛素，胰岛素为人体糖类物质代谢必需之物，一旦遭到"抵抗"，英雄无用武之地，于是糖尿病便乘虚而入……上海市政府推进市民的健康生活，除了曾向市民发放控油壶、控盐勺之外，还曾向市民发放过测量腰围的软尺，意在希望市民注意控制腰围的增长，真可谓用心良苦。

《第三次上海市民体质检测公告》明确指出："在成年人身体形态方面，男性变化较大，其中又以20～29岁组变化最大，身高平均增长1.1厘米，体重平均增长2.8千克。身材长高了自然是好，男青年会显得帅气。不过体重增长量却实在是过多了。再看这2.8千克长在哪儿了呢，除了个头高了以外，这些男青年胸围、腰围、臀围分别增长1.7、2.3和1.9厘米。原来长得最凶的是腰围！

正是这种"啤酒肚型"的肥胖。如果20～29岁的大小伙子就长啤酒肚了，30～39岁高血压、糖尿病、脂代谢紊乱还不找上门来？40～49岁心脑血管病、癌症之类或许难免，那就麻烦大了。"福兮祸所倚"，这"发福"之中隐藏了祸事，诸位青年朋友万勿掉以轻心。

  人的胖瘦的确与遗传因素有些关系，就像有人说"怎么吃也吃不胖"，而有的人"喝开水都会胖"。当然，这有点言过其实。其实说"怎么吃也吃不胖"的人大多在饮食方面比较克制，偶尔多吃了一点，他便算是"怎么、怎么多吃"了。说"喝开水都会胖"的人，事实上大多除了"喝开水"外，还有高热量食物的摄入。世界卫生组织认为：人的健康与长寿15%取决于遗传因素，85%取决于后天因素。说明遗传因素确实存在，但不是影响人健康与长寿的主要因素。现代生物学研究还发现遗传因素，即基因，因环境的影响而"表达"、即发挥作用，或"不表达"。现代人的生活一个显著的特点便是"多吃少动"，这让一些与肥胖有关的基因得到了充分"表达"的机会。于是人们就发胖了。要不基因是不变的，这肥胖率怎么会逐年增长呢？

健康良言

  问题的关键还是在于生活行为。看来上海的男性，尤其是些大小伙子真得要注意了：饮食要控制些，体育活动要大大地增加起来。有人总结为"管住嘴、迈开腿"是不错的。

两组有趣的数字

有人说"看见数字就头痛",因为数字枯燥无味。不过这要看什么数字:银行存折里的数字在增加,必定不头痛,对吧。现在有两组数字是关系着您健康的,头痛吗?

如今经济发展,人们生活水平提高。作为生活水平提高的综合效应,体现在广大民众寿命的延长上。我国民众的预期寿命已达76岁,而沿海经济发达地区,如上海等已超84岁,达世界先进水平。不过,我国民众的健康状况并不令人满意,据卫生部报告:我国心脑血管病、糖尿病、癌症、慢性呼吸道疾病等慢性病患者高达2.6亿,几为全国人口的20%。这些慢性病消耗了我国70%的卫生资源,占了我国人口死因的85%。

慢性病可治,但治疗效果并非十分理想。所以应该立足于预防。而预防这些慢性病的关键是应该有一个健康的生活方式。怎样才是健康的生活方式?世界卫生组织1992年发布的《维多利亚宣言》指出:"合理饮食、戒烟限酒、适当运动、心理平衡",是健康生活方式的基础。所以在我国,这四句话又被称为"健康基石",即健康的基础。

这四句话固属简洁明了，但似乎过于"原则"，"可操作性"略欠。最近看到两组有趣的数字，恰好对此作了补充：

一则见于《欧洲心血管病预防指南》，称为"镜相数字"：0、3、5、140、5、3、0。其意为：0吸烟（不吸烟）、每日步行3千米或30分钟、每日摄取5种蔬菜与水果、血压（收缩压）不超过140（毫米汞柱）、总胆固醇不超过5（毫摩/升）、低密度脂蛋白不超过3（毫摩/升）、0（没有）糖尿病与肥胖。记住这组数字不难，只要记住当中的"140"即可，左右两侧的035、530是对称的，所以称为"镜相数字"。

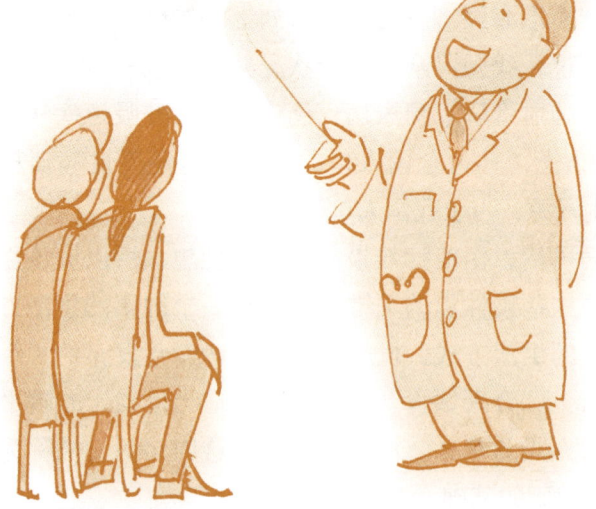

另一则为我国心血管病专家胡大一教授首创，称为"电话号码"的140-6-543-0-268。它的含意是：血压（收缩压）不超过140（毫米汞柱）、（空腹）血糖不超过6（毫摩/升）与糖化血红蛋白小于6%、"543"为总胆固醇含量的高限：一般人应低于5（毫摩/升），若有糖尿病或冠心病之一则应低于4（毫摩/升），若两病俱有则应低于3（毫摩/升）、0为不吸烟，268是指女性的腰围不应超过2尺6寸，男性则不应超过2尺8寸。这个电话号码也不难记，我的办法是：它的中段是6543一串递减的数字，加上前后的谐音便是：要是您6543您两路（健康与长寿）"发"。

这两组数字都提到了不吸烟，控制血压、血糖、血脂。"镜相数字"对饮食与运动有具体的指标，"电话号码"则给出了合理饮食与运动的综合效果：以腰围作指标的控制肥胖的结果。两者都比较具体地诠释了"健康基石"。

值得注意的是这两组数字对于血糖、血脂都有进一步的说法，应该引起人们的重视："镜相数字"中除了有总胆固醇的"上限"外，还提到低密度脂蛋白应不超过3毫摩/升。低密度脂蛋白即化验单中的LDL-C，亦即俗说的"坏胆固醇"。这是一种大分子的（因为分子大，所以在单位体积里的密度低）与脂蛋白结合的胆固醇。这种胆固醇因为分子大，进入动脉内膜的细胞间隙后不易退出，故易导致动脉粥样硬化。近年的研究认为这低密度脂蛋白在导致动脉粥样硬化中的作用，甚至超过总胆固醇。故对于这一指标极应引起重视，在降脂治疗中也应务必使其达标。强调了对低密度脂蛋白的重视，并非表示总胆固醇不重要，"电话号码"中给出了一个重要的信息：对不同的人，总胆固醇的上限有不同的要求：一般人不应高于5毫摩/升，若有糖尿病或冠心病之一则应低于4毫摩/升，若两病俱有则应低于3毫摩/升。原来化验的正常值，也是"因人而异"的。这是近年医学研究中的一个重要进展,因为研究发现糖尿病或冠心病的病人血中胆固醇含量应比正常人更低,方可减少动脉粥样硬化导致心、脑血管病发作的风险,而不是像正常人一样低于5毫摩/升便好。同样对于血糖,除了人们熟知的"空腹血糖"这个指标外,"电话号码"又给出了"糖化血红蛋白"这个指标。"糖化血红蛋白"是血液中的葡萄糖与血红蛋白相结合的产物,它反映的是近两个月血糖变化的平均水平,这个指标对糖尿病的诊断和治疗都有重要意义,因为它不受近一两天内血糖变化的影响,而"近一两天内血糖的变化"则与饮食情况有关。

这两组数字尽管都并不能全面涵盖健康生活方式的全部,但却是对"合理饮食、戒烟限酒、适当运动、心理平衡"这个"健康基石"的一个补充。

健康良言

尽管提到的是一些具体的指标,但要达到这些指标的要求,却必须在饮食、运动等健康生活行为方面下功夫。

算算能活多久 不如争取活得久

> 这真是个有趣的话题,科学与算命,本是绝不相干的事,不料却有一项得了诺贝尔奖的科学被用来算人能活多久了。美国一家大学老年医学研究所的教授还设计了一个"寿命计算器"来计算人可以有多长的寿命。可别说,还真有点道理……

生活行为与健康概述

"未卜先知"是神仙的本事,人们可望而不可及。但人们都希望能预知凶吉祸福,以趋利避害,于是退而求其次,希望能"卜而知之",以致古今中外产生了许多从星象家到算命先生的人物,甚至有人以此为业,为人测算酒色财气,混口饭吃罢了。记得有个笑话说,一个算命先生穷愁潦倒,到要给一人算财运来自何方,那人道你何不先算算自己的财运?财到也罢了,生不带来死不带走之物。性命到是要紧,家财万贯,没了性命又有何用?不过自古以来祈求长寿的大有人在,没事找人算算能活到几岁的大约不多,因为算出来活得长,恐有恭维之嫌,说是活得短,岂不自讨没趣。

不过最近却有了一个科学算命之法。说是科学,确是货真价实的科学，三位美国科学家为此得到了2012年的诺贝尔医学或生物学奖。三位科学家研究发现人体细胞新陈代谢、一分为二，分裂时，其细胞核内叫做"染色体"的遗传物质的顶端部分会被磨损，这易被磨损的部分叫做"端粒"，一旦这端粒磨损殆尽，细胞便不能再行分裂，而趋死亡。人体是由细胞构成的，细胞都死了，人当然也活不成了。所以，端粒的长短应与人的寿命相关。因此在欧美国家一下子开出了若干为人检测端粒长短的公司，他们声称只要花300美元，验一次血，便知寿命长短。此言既出，褒贬不一，连三位诺贝尔奖得主中的两位都表示了截然不同的意见。

看来从理论到实践的转化也绝非易事。即使从理论上来说，由于端粒的被消耗，一个细胞能分裂的次数（癌细胞除外），为50~70次，不能更多，被称之为"海弗立克极限"，但甲细胞能分裂50次，而乙细胞能分裂70次，以哪个为准？假设平均皆为60次，还需看不同的细胞分裂一次需要的时间是否相同，若甲细胞一年分裂一次，分裂60次，需要60年。乙细胞一年半分裂一次，分裂60次，需要90年，以哪个为准？话又说回来，即使算下来"细胞们"将在此人百岁之时同时不再分裂，使此人生命归于终结，那么又有谁来保证此人在百岁之前不得肺癌或是心梗？事实上如今的人，有几个是因"细胞们"都不再分裂了，而寿终正寝的呢？由此看来，得了诺贝尔奖的科学，也未必能"算命"。不能"算命"并不影响三位科学家研究端粒、端粒酶的成果在生物科学上的意义。

无独有偶，最近美国波士顿大学医学院、老年医学研究所的珀尔斯教授，提出了一个叫"寿命计算器"的、计数人的寿命的方法，其法是先设定男性可活到86岁，女性89岁，然后有60个加减法要做。比如：与家人和睦、与朋友常聚+0.25岁、住处空气好

+0.5岁、开车用安全带+0.75岁、阳光下常用防晒油保护皮肤+0.5而很少用则–0.5岁、排便不规律–0.5岁等等。这个"计算器"到是真的在计算人的可能的寿命,应该也是科学的,尽管比不上得了诺贝尔奖的那么"科学"。

60个加减法虽略嫌烦琐,但影响人寿命的因素,恐怕还远不只这60条,所谓"百密难免一疏",要是珀教授疏漏了哪一条影响10~20岁的,那么这60条也就"白算"了。还有,教授的"计算器"可能更适合美国人,比如美国成人几乎都开车,用安全带减少了遭受伤害的几率,所以给他加分,中国人至少目前还未人人开车,对部分人来说,根本不具有开车伤害的危险,为什么却得不到这个加分呢?

不过,也要看到这个"计算器"积极的一面,它告诉人们健康的生活行为有利于健康长寿。比如:

饮食方面:不每周吃快餐+4岁,而每周吃快餐多于5次–2岁;很少吃烤鱼、烤肉+1岁;吃大量甜食–1岁;吃得很多以致肥胖–5岁。

行为嗜好方面:吸烟或暴露于二手烟–4岁;在吸烟的条款下还要加:每天吸烟–0.5岁、每天吸烟10支–5岁、20支–10岁、大于40支–15岁;每天饮啤酒或含酒精之饮料大于3杯或白酒大于2杯–7岁;不从事危险的性行为也不注射违法药物+10岁。

运动方面:有每天锻炼30分钟的习惯,每周7天+5岁、3天+3岁、很少–1岁。

心理方面:善于减压+1岁、不善于减压–2岁;对走向衰老感到乐观+2岁、悲观–1岁等等。

老子说过"我命在我,不在天",人的命运是要靠自己去争取的。健康也是人命运的一部分,而且甚至是最重要的部分,也是要人们自己去争取的。珀教授不也告诉我们饮食过量、抽烟喝酒、缺少运动、不善减压都是折寿的吗。要想健康长寿的人，面对美酒佳肴动不动心？吸烟是折寿"大户"，下不下决心戒了？运动费时费力，愿不愿拿出点坐在沙发上看电视或在网上闲聊的时间去运动？是不是也应该学习一些"减压"的方法来减少工作、生活中的压力？其实这些还都不是取决于各人自己吗。

健康良言

算算能活多久，不如拿出点毅力来争取活得更长久、更健康。

向慢性病宣战的檄文

> 治病是医生的事，防病就要靠社会的力量了。我国如今慢性病发病形势严峻，不但影响民众的生命健康，事实上也将影响我国的发展。所以卫生部和国家发展改革委员会等15部政府部门联合发布了《中国慢性病防治规划(2012-2015年)》，真不啻是向慢性病宣战的檄文。

随着经济生活的好转，科学技术的进步，我国人民的平均寿命已达76岁，而在经济、文化较为发达的地区，如上海，更高达84岁，已达世界先进水平。不过，如世界银行2011年的报告，我国民众的健康寿命期望值仅为66岁，居世界经济发展较好的20国之末。换言之，我国民众"健康的寿命"不长。有调查报告说：我国65岁以上老人多数疾病缠身，每人平均患4种慢性病云云。甚至世界银行告诫中国政府说：中国的经济发展将因慢性病而"慢"下来！

慢性病主要指心脑血管病、糖尿病、恶性肿瘤及慢性呼吸道疾病。我国现有此类疾病患者2.6亿。这些疾病病程长、治疗费用高，而且致死、致残率也高。我国的慢性病耗用了70%的卫生资源，而构成了人口死因的85%。也就是说许多医疗资源的消耗并没有取得理想的效果。

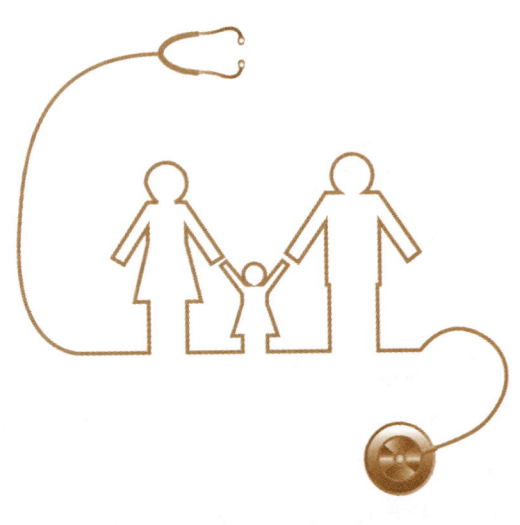

预防为主是我国卫生工作的总方针，对于慢性病自然也应该是预防为主。卫生部、发改委等15个部门发布的《中国慢性病防治规划(2012–2015年)》，对慢性病的预防进行了规划。如开发健康食品、引导消费者正确消费、保证中小学生的体育锻炼时间、加强对环境的监测等等。规划还提出了三年奋斗的目标，如：全国每日人均食盐摄入量降至9克以下、成人吸烟率降至25%以下、经常参加体育锻炼的人数比达到32%以上、成人肥胖率控制在12%、儿童在8%以下，30%癌症高发区开展早诊、早治工作。15个国家机关联合发布的《规划》，从预防慢性病的各个方面入手作出了部署。

预防疾病，现代医学曾经有过非凡的成就。注射疫苗便能预防多种传染病。岂止预防，如天花甚至已因人类普遍接种牛痘而被消灭。脊髓灰质炎、麻疹也被列在了争取消灭之列，采用的方法也是预防接种。通过预防接种来消除传染病可以由政府来组织实施。新中国成立后，政府推行全民免费种痘，使我国比世界卫生组织宣布的全球消灭天花早了近20年，结束了天花在中国流行的历史。

但慢性病的预防则不然。因为预防慢性病主要在于改善人们自己的生活行为。比如吸烟有害健康，是多种慢性病的重要致病因素，要预防慢性病，必须控烟。政府能做什么呢？立法，在公共场所禁止吸烟，提高烟税，在烟盒上画个骷髅……但归根结蒂还是在吸烟的人主动戒烟。比如盐摄入过多会引发高血压，是心脑血管病的重要病因。要预防高血压便应该控盐，政府能做什么呢？给每家发个盐勺子，关照做咸鸭蛋的厂家少放点盐……但如大家不用这盐勺子，或觉得咸鸭蛋不够咸，便加倍地吃，不也枉然？

所以要预防慢性病，还得人们有这知识、有这觉悟。其实，健康是人人都需要的。关键是健康的知识需要普及，还要让人相信、让人实行，即"知、信、行"的关系。健康关系国民福祉，全社会皆应关注、皆应努力践行。

健康良言

向慢性病宣战的檄文是发了，还得全民动员，举国一致，才能取得这场战争的胜利。

人命关天，岂能稍有懈怠

对于慢性病的控制，如今世界各国，大约除了少数国家外，都是十分重视之事。世界卫生组织为此发布了《2013–2020年预防控制非传染性疾病全球行动计划》，根据这个行动计划的目标，我国如能实施，据测算，至2020年我国至少将避免600万人过早死亡。所以人命关天，岂能稍有懈怠。

随着科学技术的进步与经济的发展，如今严重威胁人类健康的疾病已经不再是那些细菌、病毒等引起的传染性疾病，或是因营养缺乏引起的营养不良症了，取而代之的是慢性非传染性疾病，如心脑血管病、糖尿病、癌症、慢性呼吸系统疾病等非传染性疾病。这在发达国家已经皆是如此，而许多发展中国家，如我国等亦复如是了。卫生部发布的《中国慢性病防治工作规划（2012–2015年）》指出，我国仅心脑血管病、癌症、糖尿病、慢性呼吸道疾病等4类疾病的患者即达2.6亿，占人口的1/5，而国家疾病控制中心更报道我国高血压患者即达3.3亿之多。据世界卫生组织统计：中国每年有800万人死于此类慢性非传染性疾病。

这些慢性非传染性疾病当然可以治疗，但无法治愈。所以必须关注预防。"预防为主"本是我国的基本卫生工作方针之一，但此类疾病却非如预防传染病，由政府主导注射疫苗；预防碘缺乏病由相关部门在食盐中加碘之类的办法所能解决。因此类疾病之发生实与如今人们许多不良生活方式有关。如心脑血管病之病理基础在于动脉粥样硬化、高血压，而动脉粥样硬化、高血压之发生则与高脂肪、高盐的摄入有密切的关系，吸烟更是动脉粥样硬化之幕后推手；癌症之病因复杂，但吸烟、酗酒、不良饮食习惯，占癌症病因之大半；糖尿病与"多吃少动"有关已成定论；慢性呼吸道疾病在我国至少7成因吸烟所致。所以此类疾病表现各异，但病因至少可以说是"发病相关因素"，80%皆在人们的生活行为之中。最近世界卫生组织驻华代表施贺德博士在一次会议上说："慢性非传染性疾病不断增加，在很大程度上来自不健康的生活方式。摆脱使用烟酒、缺少体力活动、不健康的饮食习惯等

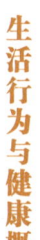

生活行为与健康概述

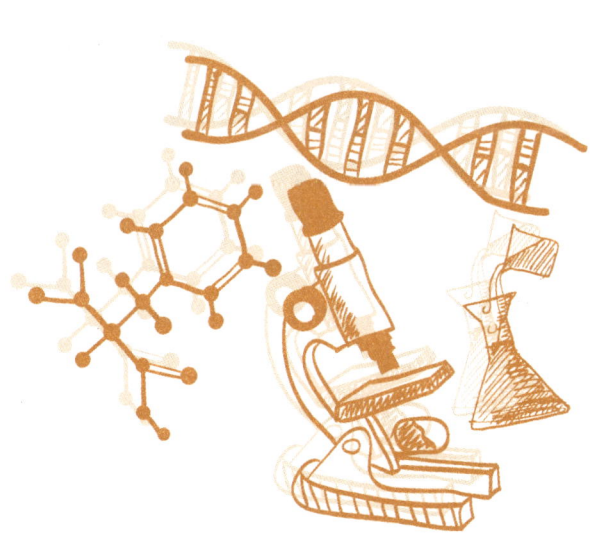

风险因素，可以最有效地保证人们的健康，减少疾病给个人、社会造成的影响和痛苦。"

为了帮助各国加强应对慢性非传染性疾病的增长，世界卫生组织在2013年5月召开的第66届世界卫生大会上发布了《2013-2020年预防控制非传染性疾病全球行动计划》。该计划列出了一系列降低慢性非传染性疾病发生风险的全球目标：如将盐摄入减少30%、将烟草使用减少30%、将血压升高减少25%、将有害的酒精使用减少10%、将身体不活动减少10%、保证糖尿病与肥胖的"零增长"等等。其目标是将慢性非传染性疾病导致的过早死亡率降低25%。

世界卫生组织的这个"全球行动计划"是对全球而言的，对中国当然也是十分必要和十分贴切的。卫生部曾发布过《中国居民膳食指南2007》，要求每人每日烹调用油低于30克、盐的摄入低于6克，实际调查的结果则皆超标达一倍以上，即以盐的摄入而言，据统计，我国人均耗盐量世界第一。我国人口不足世界的1/4，烟民则有3.5亿，几占全球烟民的1/3，加上被动吸烟，我国受烟草祸害之人数高达10亿，有统计我国每年死于烟害者约有100万人之多。在"酒文化"的大旗下，我国嗜酒者日众，以致曾被世界卫生组织定为"西太平洋地区酒精灾害国"之一。我国之中青年人多数并无运动之习惯，或者根本并不参加任何体育运动，加以饮食的过量，超重、肥胖者日增。据中华医学会糖尿病学会调查：我国除已有糖尿病患者9240万之外，尚有"空腹血糖"(一种化验指标)升高及"糖耐量"(一种检查方法)受损者约1.2亿，而这些人皆是糖尿病的后备队，他们随时都有转化为糖尿病人的可能……因此，我国欲达世界卫生组织为降低发生慢性非传染性疾病发病风险的上述目标，实在是任重而道远。

人的生活行为是几十年逐步形成的，改变它谈何容易。不过人是有理性的动物，关系着健康与生命之事岂能漠然视之。如果根据世界卫生组织此次行动的目标，将慢性非传染性疾病导致的过早死亡率降低25%，据估计："从现在到2025年之间，中国将防止600多万人过早死亡。"人命关天，事关数百万人性命之事如何能稍有懈怠？我国从政府到民间、社会各界皆应积极行动起来，采取各种措施让人们消除各种致病因素，建立起健康的生活行为，获得健康的生活环境，努力避免慢性非传染性疾病的侵袭，取得健康与长寿。

健康良言

唐代的诗人岑参的名句："长安何处在？只在马蹄下"，虽是任重道远，努力前行，必达目标。

健康生活方式 健康血压

> 高血压是一种"生活方式病",它的发生与人的生活方式密切相关,要预防、治疗高血压,都必须关注人的生活方式:饮食问题、烟酒问题、运动问题、心理健康问题无不与之相关。

这高血压,如今成了一个家喻户晓的病名了,它的"知名度"可能不亚于感冒,因为患病率甚高,而且不断增长。据1959年调查,我国高血压患病率为5.9%,2002年已上升到18.8%,因此估计我国有2亿高血压病人。从这个上升的势头看,又十多年下来,我国如今高血压病人肯定不止此数,果然,2013年的调查结果是我国成人中,高血压的患病率甚至高达33.3%,人数几达3.3亿。

"血压"是指血液在血管中流动时,对血管壁产生的压力。全身各处的动脉、静脉甚至毛细血管,只要有血液流动的地方,都有"血压"。血压是血液流动的动力,没有血压,血液就不能流动了,生命也就终止了。

血压是人体必须要的,但不能过高。过高的血压能损害血管,导致动脉粥样硬化,引发冠心病、脑中风,即一般统称的

"心脑血管病"。这心脑血管病是严重危害人类生命健康的疾病,在我国,据卫生行政部门公布:心脑血管病占人口死因的41%。心脑血管病的发生与脂肪代谢异常、糖尿病等也有关系,但高血压往往是始作俑者,因为高血压损伤了动脉血管最里层的"内膜",脂类物质才得以在血管中沉淀下来形成动脉粥样硬化,阻塞血管。所以欲预防心脑血管病,预防高血压仍是关键。

高血压病因何而起?2012年10月8日是我国第15届"全国高血压日"。全国高血压日每年一次,集中开展关于高血压防治方面的宣传工作,这年的宣传口号是"健康生活方式,健康血压",恰恰给出了答案。高血压病的发生与不良生活方式有关。

二战时期,苏联的医学家注意到,当时的列宁格勒、即今之圣彼得堡,被德军围困,处于战争状况下的市民血压都升高了,二战结束,市民的血压又都下降了。所以他们认为高血压病与精神紧张有关,此说也不无道理,不过如今我国建设和谐社会,尤其对于离退休的老人而言,似乎也没有过多"精神紧张"的理由,当然,注意劳逸结合、放松心情应该是好的,注意心理健康更是重要。

近年医学界关于高血压的病因研究中,注意到盐的摄入过多,是高血压的重要发病因素之一,甚至以往所谓高血压的遗传性,究其机理,也主要是遗传了体质上对盐"易感"所致。即并非遗传高血压病本身,而只是遗传了体质上对盐更为敏感、更易因盐引发高血压罢了。也就是说若家族中有高血压遗传倾向者,要预防高血压、更需控制盐的摄入。我国民众口味素重,卫生部发布的《中国居民膳食指南2007》明确指出:每人每天盐的摄入应低于6克,而我国民众一般皆在12克以上,有些地区的人甚至高达15~18克,超标甚多。我国民众对于控制脂肪的摄入多少有了些初步的认识,对于控盐的认识则多不足。对高血压的预防而言则

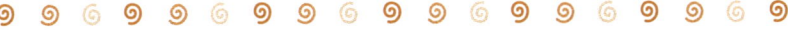

既要控制脂肪的摄入，更要控制盐的摄入。

卫生行政部门的官方网站上的报道还显示：我国现有体重超标者2亿人，肥胖6000万人。超重与肥胖亦是引发高血压的一项重要诱因，因此类人士多伴有脂代谢异常，而脂代谢异常的结果是动脉粥样硬化，动脉粥样硬化使动脉弹性降低，血液在心搏动力之下流过时，血管不能稍有扩张"以避其峰"，血压自然就高。而体重之所以超标，肥胖仍是"多吃少动"的结果。我国民众大多缺少运动的习惯，尤其是中年人多以工作忙为由而疏于运动。

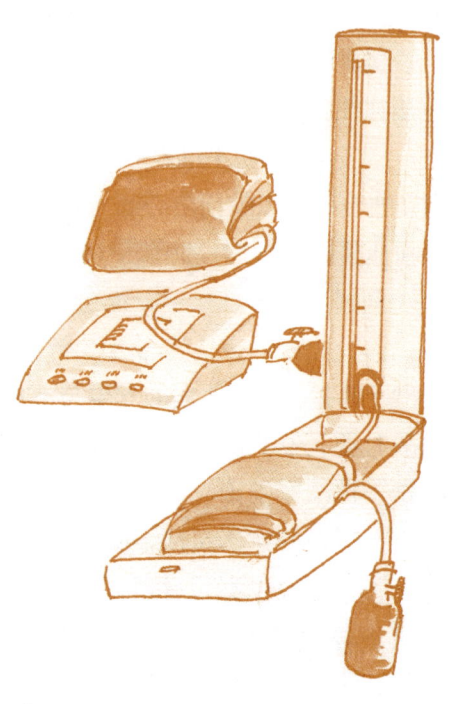

我国嗜酒者甚众，酒精伤肝损脑，唯独似乎"对心血管有点好处"。持此说者多以喝酒会脸红为据，因脸红是因面部血管扩张所致，因而认为喝酒可"活血"。实则喝酒所致脸红乃是面部毛细血管扩张所致，心脑部位的重要血管并不因而扩张。酒精可引发心动过速、心律紊乱，酒精可使心搏一时性增强，促使血压升高。故饮酒引发脑血管破裂，即俗称"中风"者时有发生，即是因酒精致血压升高所致。

吸烟吸入许多有害物质，其中尼古丁有收缩血管的作用，一个管道里如果流量不变,即还是要流过那么多的血液,这管道若是缩小了,那么这个管壁上承受的来自血流的压力,也即是血压,岂有不高之理。烟雾中的有害物质吸到肺里,与氧一同溶入血中,运至身体各处,也会损伤血管,促成动脉粥样硬化使血压升高。

如此看来,高血压病的发生确与许多生活因素相关。欲预防高血压还必须从生活行为入手。而治疗高血压,除服药外,也应注意改善不良的生活行为,方能收效。

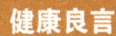

健康良言

防治高血压需得有健康的生活行为:饮食宜低脂、少盐;不吸烟、少喝酒;控制饮食、多运动,避免肥胖;劳逸结合、心情舒畅。

有健康的生活方式才会有健康的血压。

心脏健康的理想状态

健康是人人都企盼的，什么是健康呢？世界卫生组织对健康有一个定义："健康是躯体上、精神上和社会适应上的良好状态，而非没病或虚弱。"当然是很准确的，尤其是强调了精神层面及社会层面上的健康，是一个十分完整的定义，只是不够具体。美国心脏协会发布过一个心血管"理想的健康状态"的文件，虽不是对于健康的全面论述，但对心血管的健康状况而言却是很具体的。

常听人说：某人、某人身体很好，从来不生病，连感冒都没有，怎么一下子就怎么、怎么了……说明广大民众还是以不生病为健康了，当然指的是身体的健康。但是"一下子"就"怎么了"，却说明不生病、"连感冒都没有"未必健康。那么就身体的健康而言，怎样才能算是健康的状态呢？

2010年1月20日美国心脏协会，发布了一个旨在促进心血管健康的2020年战略目标的文件。希望到2020年美国人的心血管健康状况进一步提升，使心脑血管病的死亡率再下降20%。这个文件中提到了一个"理想的健康状态"，认为人们如能达到这个状态，将大大有益于心血管的健康。这个标准共有7条：

不吸烟或戒烟一年以上；符合饮食指南的饮食习惯；每周中等强度的体力活动多于150分钟、或较强的体力活动多于75分钟、或相当这种程度的有氧运动；体质(重)指数低于25；总胆固醇低于200mg/dl（5mmol/l）；血压低于120/80毫米汞柱；空腹血糖低于100mg/dl（5.6mmol/l）。

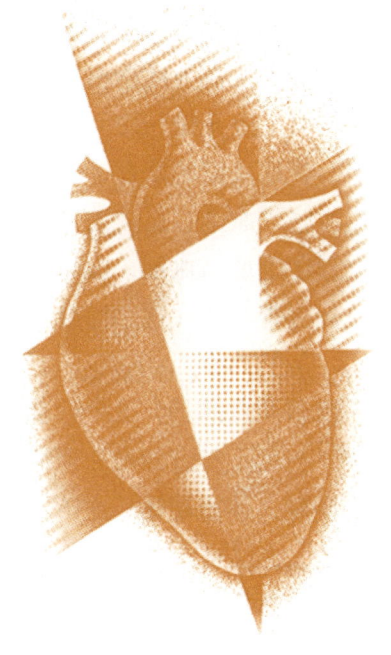

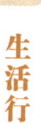

生活行为与健康概述

说到饮食指南，各国民众饮食习惯不同，作为健康饮食的导向，许多国家都制定有各自的饮食指南，如我国有《中国居民膳食指南2007》，规定三餐以谷类食物为主、食不过量，多吃新鲜蔬菜与水果，每人每天烹调用油不超过30克、盐不超过6克等等。

至于运动，中等强度的或较强的，已经说得很清楚了。有氧运动，是指通过运动使身体获得更多氧的运动，即较为缓和而持续的运动，如游泳、跑步、球类、拳操等运动。

体质(重)指数指：体重公斤数除以身高米数的平方，如体重80公斤、身高1.75米，则其体重指数为80除以1.75的平方，为26.14，则已超过25；若此君体重为75公斤，则75除以1.75的平方，为24.50，就符合标准了。不过此处需请注意：欧美人士身材多较高大，故体质(重)指数以不高于25为准，根据世界卫生组织的意见，东亚地区人士应以不高于24为准。

这个标准共7条，后4条标准，即体重指数、血脂、血压、血糖的达标，除与遗传因素有些关系外，其实主要的还是与前3条标准中的饮食与运动相关的，也就是如今健康教育中常提到的"管住嘴、迈开腿"的问题。如能认真执行按国家制定的"膳食指南"管好我们的饮食，又能坚持达到上述标准的运动，那么体重、血脂、血压、血糖的"达标"，应该也是不难的。吸烟会在一定程度上增高血压，吸烟与脂代谢紊乱皆是动脉粥样硬化重要的致病因素，故在这个标准中甚至将不吸烟作为"健康标准"首要的一条了。

值得注意的是，这个标准是一个"动态的"标准。比如"吸烟"，当然不符合标准，但戒了烟，一年之后，就可以符合标准了。同样，体重超标、血压增高等等，只下决心纠正了甚至接受治疗了，也就可以达标了。

这个标准是美国心脏学会旨在促进心血管的健康提出的。若从全面的健康要求来看，也许还应该增加些条件，如限制饮酒、心理平衡等等。但如能做到这7条，对于促进心血管的健康应该是有益的，且不论他是美国人还是中国人。

健康良言

心脑血管病是如今严重危害我国民众健康的头号大病，美国心脏学会希望美国民众能达到这个标准，以进一步提升心血管健康状况，降低心脑血管病的死亡率，所谓"他山之石，可以攻玉"，不也足资我们借鉴吗？

关注腰围保健康

诗曰:"楚王好细腰",接下来一句便是:"宫中多饿死",看来显然对"楚王之好"是取否定态度的。自唐以来,虽说环肥燕瘦各有所好,但中国人总体上是喜欢胖一点的。但近代科学研究发现肥胖,尤其是被称为啤酒肚的那种内脏型肥胖,更容易引发糖尿病、高血压、脂代谢紊乱等病症,胖出了这许多的问题,肥胖就不能不加以重视了。

中国虽说是"以农立国",但是人口众多,历朝、历代,多数民众并未能真正达到丰衣足食的境界。所以,民间一般对于肥胖者多视其为"有福之人",称肥胖为"发福",而称肥头大耳为"福相"。因为此等人士必定丰衣足食,无须辛勤劳作而致心宽体胖。

到了近代,生产力大发展,食品极大地丰富了,加之社会进步,民生改善,绝大多数人衣食无虑了。中国又历来是一个以食文化自豪的国家,中国人在"吃"的方面,讲究尤多。二三十年下来,许许多多的人都不知不觉"发福"了。

"胖就胖点吧,一般说来,问题也不大",是对时下为追求"骨感美"而过度节食、影响健康的爱美人士说的。但过度肥胖,确实也影响健康。过度肥胖影响活动能力还是小事,近代科学研究发现,肥胖容易引发糖尿病、高血压、脂代谢紊乱等病症,而脂代谢紊乱又易引发动脉粥样硬化,导致心脑血管病;如冠心病、心肌梗死、脑卒中、脑溢血之类,是影响我国民众生命健康的头号大敌。一胖胖出了这许多的问题,肥胖焉能不加以重视之。

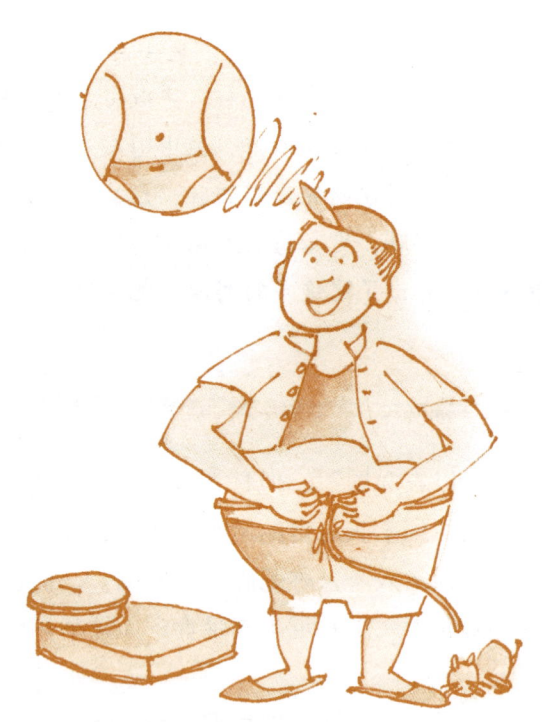

预防肥胖的发生,须要控制饮食、增加运动。要知道自己是否已经发生肥胖,就要关注体重。人的正常体重应该与他的身高相应,通常的算法有两种:

一是以身高厘米数减去105得出标准体重的公斤数，若超出10%则为肥胖。以身高1.75米之人为例，标准体重应为175-105=70千克，若超过77千克则为肥胖。这是一种粗略的算法。还有一种国际通用的，叫做"体重(质)指数"的算法；以体重公斤数除以身高米数的平方。如上述身高1.75米之人，体重若为80千克，则其体重指数[80/(1.75×1.75)]为26.14。我国标准以这一数值在18.5至24之间为正常；以该值在24至28之间为超重；若该值大于28则为肥胖。则此君已属"超重"范围。此种算法只适用于成人，不适用于儿童。另，此种评价方法亦不适用于肌肉发达者。

看来单以体重论肥胖，尚有些不足之处，而且近代科学研究认为：若是胖得匀称，到也还好，严重危害健康的是内脏型肥胖。内脏型肥胖的标志是"大肚子"，即民间所称的"将军肚"或"啤酒肚"。因为腹内的脂肪最易产生许多"生物因子"，影响人体的新陈代谢。其中典型的、如一种被称为"抵抗素"的物质，它能导致"胰岛素抵抗"，即人体对自己体内的胰岛素产生"抵抗"作用。结果是体内的胰岛素数量虽不缺少，但效率大打折扣。胰岛素为糖类物质代谢所必须，一旦效率下降，糖尿病便油然而生，糖代谢的紊乱又必引发脂肪、蛋白质代谢的紊乱，从而引发一系列的疾病。

既然内脏型肥胖的标志是"大肚子"，那么腰围与健康的关系便进入了人们的视野。我国健康学界提出的控制标准是：男性成人腰围应不超过90厘米，女性成人应不超过85厘米。

腰围测量的方法是：直立、两足分开与肩等宽，以肋骨最低点与髂骨最高点连线的中点为测量点(注意：不是以肚脐为测量点)，以软尺紧贴(但不束紧)测量，还需注意勿使软尺在测量时有扭曲或歪斜，方能得出准确的结果。

腰围事实上还受体型大小的影响，若单以85厘米或90厘米为标准也不尽合理，所以又有"腰臀比"与"腰高比"两个判定标准：腰臀比是腰围与臀围(臀部最大处)之比；据说许多大明星如梦露、赫本等都保持在0.7左右的"黄金比例"，如此固然是好，但从健康计，女性不宜超过0.8、男性不宜超过0.9，是必要的。腰高比是腰围与身高之比，一般认为应低于0.5，老年人亦不宜超过0.6。

从测量体重到计算体重指数，再到测腰围、计算腰臀比、腰高比，体现了人类对健康理解的深化。

健康良言

西谚有云"腰带越长，寿命越短"，而据报载：我国城市男性近30年来腰围增加了12厘米。这事又怎能等闲视之？

"秋收冬藏"，可别藏了脂肪

> 农耕时代"秋收冬藏"，是为了应付冬季食物的紧缺。许多动物到冬季来临之前都要长点"膘"，也有这层意思。如今食物丰富，体力活动减少更以冬季为甚。"冬令进补"的必要性大减，秋收冬藏，可别藏了脂肪，惹出许多病来。

农耕时代的古人看到许多庄稼春天播种下去，生根发芽，夏季在阳光雨露的滋养之下，迅速生长，到了秋天就有收获了，冬天天寒地冻，好在有秋天的收获藏着，也就过得去了。于是总结出："春生、夏长、秋收、冬藏"的话来。医家把这个道理用到人身上来，又悟出个"冬令进补"的道理来：冬天天气寒冷，农事清闲，人的活动减少，消耗也减少了，此时若"补"，"藏"得住，所以冬季适合进补。当然，现在有商家说，夏天也可以"清补"的。

许多动物在冬季到来之前都会多长些皮毛，自是为了御寒的需要，还要多长些脂肪，即所谓"长膘"。一则是脂肪可以有利于防寒保暖，而更重要的是脂肪可以储存能量。冬季对许多动物来说，食物稀少，脂肪储存的能量可供一时之需。人当然无法，也不必多长皮毛，只要多备些御寒的衣帽便可。人其实也不必，而且也不能多长脂肪。虽说"胖子不怕冷"，但人大可不必为了防寒而长胖，因为许多人的各式华丽冬装正在等着严寒给它露脸的机会呢。至于食物，那更是毋需担心之事了。担心的到是吃得太多，也长起"膘"来。

新年是在冬天过的，除旧迎新，人们得庆祝一番。以前是开个茶话会，弄点花生、瓜子，领导来"表扬先进"就行了。现如今经济发展了，少不了要来个聚餐会，各行各业、各个团体，庆祝的、答谢的、表彰的、联谊的、各式各样名义的，或者干脆无需名义的宴会，年终岁尾排得满满当当，有的人甚至每天要赶几个"场子"。幸而如今国家禁止公款吃喝，方才有所收敛。春节是中国人一年之中最大的节日，但这个"春节"也是在冬天过的。外国人最大的节日是圣诞节，在元旦之前，对北半球的欧美各国来说，恰好也在冬季。不过，外国过圣诞节，也只是开个"派对"，吃个火鸡。中国人过春节吃是第一大事，从年三十吃到正月十五，许多人天天变着法子吃。中国人的胃，冬天最累。

偏偏冬季天冷，时而北风呼啸，难免大雪纷飞。本来就缺少活动的身体到这时候就更懒得活动了。吃东西本来是为了人体的新陈代谢和人体活动的需要，而人吃了大量的食物后，又绝少活动，食物转化成的能量消耗不完。消耗不完的能量若是化为幸福、化为智慧就太好了，可惜不能。若是转化为肌肉，也好增强体力；转化为抗体，也好抵御疾病，可惜都不是。多余的能量"自说自话"转变成了脂肪，因为脂肪最能贮存能量。人类几十万年来练就了这个本领，在那些饥寒交迫的年代，人就靠着这个本领生存下来，不然早就冻饿而亡了。根据达尔文"自然选择"的理论，我们今天的人必定是这种本领很强的古人的后代。

问题是今天丰衣足食之时，这种本领还在发挥作用，把大量多余的能量转化为脂肪了。然而饥荒不再，脂肪无用武之地。于是无事生非，分泌出许多"生物活性物质"来，影响人体的新陈代谢，比如导致胰岛抵抗。这胰岛素是人体利用糖分的必备物质。若是缺少了胰岛素，人体便不能利用糖，于是血糖升高，形成糖尿病。不过，如今的许多糖尿病人体内并不缺、甚至还有更多胰岛素，只不过这些胰岛素已经"被抵抗"了，空有其名而无其实了。胰岛素抵抗是如今大量的所谓"2型糖尿病"，甚至高血压、动脉粥样硬化、心脑血管病的病因。而追根溯源，体内脂肪堆集所致的肥胖竟是始作俑者。

现已获知：糖尿病如若失治，则七成之人命丧心脑血管病。而据卫生部官方网站披露：心脑血管病为国人致命疾病之首。食不果腹、饥寒交迫的年代，体内积点脂肪或许有助于延命，而今体内脂肪的堆集，所起之作用实则相反。所以，秋收冬藏，可别别藏了脂肪。

健康良言

农耕时代的经验未必适用于信息时代。"冬令进补"还得谨慎。或谓"药补不如食补"，但过量的饮食，而又缺少运动，于人的健康亦确乎不利。所以无论药补还是食补，诚如中医先生所说，并非人人都是"补得"的。不过事实上，恐怕如今多数人都是"补不得"的了。

不胖何来脂肪肝

　　看见胖的人便说他有脂肪肝，不能说十有八九是对的话，至少多半不错。但是不胖的人也会有脂肪肝，甚至有医学文献记载：矿难之幸存者，已经瘦成皮包骨头，却也有一定程度的脂肪肝。这脂肪肝究竟从何而来？

　　我们中国的汉字真好，可以望文生义，脂肪肝，一望而知是脂肪之肝也。确实，病理学家告诉我们，脂肪若是占了肝脏重量的5%以上，便应判定为脂肪肝。如今科技进步，无需将肝割下来称重，一经超声波检查，几乎便都可确诊。而脂肪又与肥胖关联，肥胖之人体内脂肪多多，医学研究显示肥胖人群中脂肪肝的发生率高达57.4%~74.0%，故即使不作超声波检查，估计肥胖者有脂肪肝，亦多准确。

　　不过，估计终究只是估计而已，疾病的诊断还需有真凭实据，何况不但肥胖之人并不一定患有脂肪肝，而不胖之人亦完全可患脂肪肝。

　　首先，脂肪肝可分酒精性脂肪肝与非酒精性脂肪肝两大类，经常大量饮酒即可罹患"酒精性脂肪肝"，自然与肥胖无关。其二，肥胖与否，固然望而知之，但医学研究却也发现有一种"隐性肥胖"，即看上去并无明显肥胖，实际上体内脂肪不少。此类"隐性肥胖"对健康亦属不利，故亦有医院采用核磁共振检查之法诊断"隐性肥胖"的。换言之，看上去"不胖"，不等于真的不胖。

除此两种情况之外，事实上还确实存在并不胖，甚至瘦的人也患上"非酒精性"脂肪肝的。其实查一查这脂肪肝的"历史"便知。早年的医学书籍所述：脂肪肝见于嗜酒与糖尿病者。其时医学界似乎尚未区分酒精性脂肪肝与非酒精性脂肪肝，见于嗜酒者的脂肪肝自是今日之酒精性脂肪肝无疑，而见于糖尿病患者的脂肪肝则应是非酒精性脂肪肝了。说起糖尿病，虽今日2型糖尿病者多肥胖，但早年的糖尿病者却多为1型糖尿病，消瘦却是主要的表现。1型糖尿病之症状为"三多一少"，这"少"，便是指体重之减少。可见胖或瘦都可发生脂肪肝，即脂肪肝的发生与是否肥胖并无直接关系。

近年的医学研究结果显示，这非酒精性脂肪肝其实是"代谢综合征"在肝脏中的表现。"代谢综合征"实际上应称"代谢紊乱综合征"，即体内营养物质新陈代谢的紊乱而引起的一系列病征。而医学研究亦发现代谢紊乱的起因是对胰岛素的抵抗。身体一旦对自身的胰岛素发生"抵抗"，胰岛素的功效下降，糖分不能被充分利用，于是血糖升高、糖尿病发生。身体无法利用糖，转而异常地分解脂肪与蛋白质，造成脂肪与蛋白质的代谢紊乱，于是脂肪肝、动脉粥样硬化、高血压、高尿酸血症之类皆可因而发生，故脂肪肝的发生，实是脂肪代谢紊乱的结果，而非肥胖的结果。以前曾有医学文献报道，矿难获救之人，断食多日，已是骨瘦如柴，却有一定程度的脂肪肝，自是体内脂肪过度分解，游离脂肪酸在肝脏中积累所致。当然，肥胖之人容易发生胰岛素抵抗，乃至引发脂肪肝亦是事实。

除了这些情况以外，还需提到的是某些药物亦可引起脂肪肝，自然也属非酒精性脂肪肝之列了，当然更与肥胖无关。可能引起脂肪肝的常用药物有：抗心律紊乱药地尔硫卓(又名硫氮卓酮)、胺碘酮(又名乙胺碘呋酮)及抗雌激素药他莫昔芬(又名三苯氧胺)等。

所以非酒精性脂肪肝的发生，除药物引起的外，究其根源应是"胰岛素抵抗"。胰岛素抵抗的发生则有其内、外两方面的因素，内因是与遗传相关的体质因素，而外因则与生活行为相关。食品丰富了，饮食又不知节制；体力劳动少了，又不常运动，简言之"多吃少动"，是引发胰岛素抵抗的主要外因。而"多吃少动"恰是现代人生活的常态。因"多吃少动"而致身体肥胖、"胰岛素抵抗"，乃至脂肪肝发生。故欲预防非酒精性脂肪肝关键便是如世界卫生组织在《维多利亚宣言》(在我国称"健康基石")所述：合理饮食、适当运动。

若是已经被检出患有脂肪肝，自然应该认真对待，饮酒的戒酒、吃药的换药；"多吃少动"的"少吃多动"。早期的脂肪肝甚至多可"不药而愈"。

健康良言

脂肪肝常先于代谢综合征的其他病症如糖尿病、高血压、脂代谢紊乱等出现，故若通过改善生活行为而消除了脂肪肝，其实也预防了代谢综合征的进一步发生，则大幸矣。

生活行为与健康

——关注四种生活行为、预防四类慢性疾病

四种生活行为与四类慢性疾病

四种生活行为—— 饮食篇 吸烟篇 喝酒篇 运动篇
四类慢性疾病—— 心脑血管病 恶性肿瘤 糖尿病 慢性呼吸道疾病

 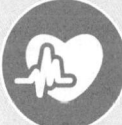  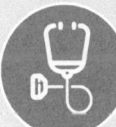

 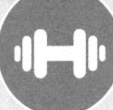  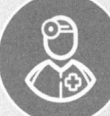

美食人所欲，健康更重要

"食色人之性也"，据说是孟老夫子说的，意即：一是吃东西、二是男女之事，乃是人类本性的需要。不过我想这后一件事是必须在前一事的基础上才能实现的。若是饿得头昏眼花，即使是西门庆到了武大郎家，谅也只能让那潘金莲先给个炊饼，吃了再说。所以这"吃"实在是人生第一大事。

中医先生说：脾胃乃后天之本。"脾胃"是指人对食物的摄入、消化、吸收的过程。"后天之本"意即人出生以后生长、发育、生存、繁衍的根本。不只人类，凡动物皆需进食，其实，植物也需进食，只不过它们是在阳光和水的帮助下自己合成所需的养料罢了。

千百年来，我国虽说是"以农立国"，但人口实在太多，可耕之地有限，民众难得温饱。但就食物种类而言，那句"天上飞的除了什么、地上跑的除了什么都吃"实在有些夸张，人类主要食物是谷类、蔬菜以及家禽、家畜之类，也都是些自然界生长的"绿色"食品。

近三四十年来，我国经济发展，民众生活改善。不但基本上解决了温饱问题，在饮食方面，着实也起了许多变化。这些变化，总体上看来是有益的。别的不说，现在几乎家家儿子比老子长得高便是事实。但是，也须看到我国民众如今饮食中存在的问题。

近年来由于信息的公开化和媒体的过分渲染，民众在饮食问题上的注意力被引向了食品添加剂甚至转基因食品。还有些人更是把矛头直指"洋快餐"。当然，苏丹红、孔雀绿等食品添加剂的使用必须加强管理，转基因食品亦须严格审批，"洋快餐"也确实不能用来代替一日三餐。不过也需知我国固有的饮食这些年来也正悄悄地起着变化，而这些变化又恰与当今严重危害人们健康的疾病相关，这就不能不引起人们的重视了。

首先，我国民众的饮食多注重口味，除了饥不择食的时期外，多将饮食视同享受，因此多要求饮食可口，甚至要色、香、味俱全，以使感官全面得到满足。故菜肴多用油脂，使其视之温润、闻之芳香、入口酥软。在烧、烤、煎、炸、炖、煮、焖、炒……诸种烹调工艺之中，油皆不可或缺。餐馆大厨能使锅中起火，全靠高温之油，一般主妇凡做菜必"起油锅"，如今生活改善，菜肴日丰。一日三餐，三菜一汤、四菜一汤已呈常态，营养固属丰富，这油也就跟着"丰富"了起来。据调查我国各地民众的饮食，且不论食物中所含之脂肪，即以烹调用油计，几乎均超过《中国居民膳食指南2007》每人、每日30克之标准，在经济发达地区甚至超标一倍以上。大量脂肪的摄入，则是肥胖症、糖尿病、动脉粥样硬化、心脑血管病，甚至某些癌症发病的重要因素。

其次，我国民众口味多偏重，即吃得咸。觉得淡即无味，甚至以为吃得咸"长精神"。加之如今菜吃得多了，这盐也就跟着吃得多了。《中国居民膳食指南2007》指出每人、每日盐的摄入量应低于6克，实则据调查皆在10克以上，甚至有多达18克的。高盐的摄入是我国高血压、心脑血管病甚至一些癌症发病率高的重要原因。

再次，我国民众多以荤菜为可口，如今生活改善，每日所食多以荤菜为主，蔬菜几成配角。还有些人视吃水果为吃零食，认为可有可无，以致蔬菜水果的摄入量常显不足，肿瘤学研究提示蔬菜水果的摄入不足与癌症特别是一些消化道癌的发病有关。

还有，我国有些地方的民间特色食品，多以腌制、发酵、风干等方式制成，从现代食品科学来说，并不符合卫生原则。故《中国居民膳食指南2007》曾提倡食用新鲜食品。若说这些食品数量终究有限，那么大型食品加工企业的产品就更值得关注了，除了关注它的添加剂、大肠杆菌的数量、保质期之外，它的含油、含盐量也是应该关注的。

2013年我国政府发布了《中国食物与营养发展纲要》明确指出：要以现代营养理念引导食物的合理消费，以营养需求为导向引导中国人"吃得健康"。看来我国民众的饮食问题对这"吃得好"三字的理解须要从追求美味向追求健康转移，至少要两者兼顾。

健康良言

吃，要满足口腹之欲，更要吃得健康。人作为理性的动物，对此定能理解。

鸡蛋黄也可以吃一点

中国的成语言简意赅,"杀鸡取卵"固是讥愚人之舍本逐末,然而亦反映了古人对这"卵"的重视。

据说:盘古开天辟地,人们以野果、野兔为食。但一到冬季野果凋零、野兔亦藏其三窟之中,断了吃的,生命便难以为继。幸得神农氏教人耕种,打下粮食"秋收冬藏",以应寒冬之需。后来渐渐得法,产量日增,足以应付一年四季之需了。不过后来又有伏羲氏看到光吃粮食蔬菜,营养不够,何况还有些地方不适农耕,乃教人蓄养家畜,这牛马猪羊,饲养周期太长,遂又教人养了些鸡鸭鹅之类以为补充。这些禽鸟还会下蛋,盛时日日有蛋可供食用。先民大喜,广为饲养,于是家家户户"鸡犬之声相闻"。

到了近代,科技发达,工厂化养鸡,鸡蛋之产量剧增。此物储运方便,烹制简单,价格低廉,而且吃口不错,本应为国民之营养多做贡献。不料被胆固醇搞局,让许多人敬而远之,尤其对于蛋黄,甚至弃如敝屣。

其实,鸡蛋含有丰富的蛋白质,而且其蛋白质所含之氨基酸多为"人体必需氨基酸",其吸收利用率高达94%。鸡蛋中B族维生素与维生素A、维生素D、维生素E、维生素K含量极为丰富。无机盐，尤其是人体需要的微量元素锌、硒、镁、铁等亦颇丰富。不过，这些维生素、微量元素却几乎都含在蛋黄之中，蛋清或称蛋白中含量甚微，如维生素A在蛋白中则几为零。

鸡蛋，其实也包括鸭蛋、鹅蛋，遭受不白之冤，是因为其中所含的胆固醇。这胆固醇的名声太坏，因其能堵塞动脉血管，造成"脑梗"、"心梗"，致人于非命。性命要紧，略有知识者，谁敢招惹事非？只好对于鸡蛋望而却步了，即使偶尔吃点，这蛋黄是坚决不碰的了。

在蛋黄中含有多种脂类物质，这些脂类物质的脂肪酸，如油酸、亚油酸多为"不饱和脂肪酸"，于人体颇有裨益。胆固醇亦属"脂类"物质，确乎在蛋黄中存在，每100克蛋黄中约含500毫克胆固醇。

需知这胆固醇并非为堵人血管而设，胆固醇是人体不可或缺之物。有人计算出人体每日需有1000毫克胆固醇方敷应用。不过其中大部分皆可由人体自行制造，只20%~30%需由食物中摄取。亦即人体每天需摄入200~300毫克之胆固醇以备应用。

胆固醇确系阻塞动脉血管之罪魁祸首，但并非所有的胆固醇皆有此劣行。原来胆固醇并不能单独在血液中存在，它需与脂蛋白结合在一起，方能随着血液运行。结合成小分子的脂蛋白胆固醇，称为"高密度脂蛋白胆固醇"，船小好调头，即使进入动脉血管壁中，亦能离开，甚至还能将其中积存的胆固醇运些出来，故此种胆固醇不但不会引发动脉粥样硬化，甚至还能在一定程度上减轻动脉粥样硬化，故有称之为"好胆固醇"的。若是胆固醇与脂蛋白结合成大分子的"低密度脂蛋白胆固醇"，则是形成动脉粥样硬化的"坏胆固醇"了。虽然动脉粥样硬化的启动因素在动脉血管的内皮（即血管最里面的一层结构）的损伤，不然脂类物质便不可能在血管壁中沉淀下来,但沉淀在那儿的确是胆固醇,故对形成动脉粥样硬化、胆固醇难辞其咎,当然,这只是那些与脂蛋白结合成大分子的低密度脂蛋白胆固醇,即"坏胆固醇"。

若说蛋黄中的胆固醇终将有一部分变为危害人类健康的坏胆固醇,这话也不错。不过蛋黄中有益健康的物质也不少,即以动脉粥样硬化而论,"好胆固醇"可能有助于减轻动脉粥样硬化,而蛋黄中所含丰富的卵磷脂,却是一种脂肪乳化剂,可使血液中的脂类物质"乳化",使之不易沉淀下来,因此也是预防动脉粥样硬化的有益物质。

鸡蛋、包括蛋黄于人类之健康有利、有弊,但总体上说来应是利大于弊。由于人体也确实需要一定量的胆固醇,故吃点鸡蛋、蛋黄也问题不大。当然,若是血中胆固醇含量过高,尤其是那种叫低密度脂蛋白胆固醇的"坏胆固醇"含量过高者,节制一些,每周吃2~3个鸡蛋包括蛋黄也是可以的,当然不吃也无妨,因为其他许多食物中也都含有一定的胆固醇。若是胆固醇不高者,每天吃1~2个鸡蛋、包括蛋黄,应该是有益的。

健康良言

蛋黄可以吃一点,吃鸡蛋丢掉蛋黄,暴殄天物,实不可取。

每天究竟吃多少盐为宜

据说非洲有一种动物，每年会长途跋涉到某处去饮水，而并非它们常住的地方无水可饮，有人认为它们是为了摄取该地水中的盐分云云。原始人靠打野兔子、采野果子吃为生，大约是不另外吃盐的，也没听说他们需要成群结队地到某处去吃含盐的水。人类吃盐起于何时无考。

虽说无考，但相信是在进入农耕时代之后，生产发展，食而有余，人们开始追求口味了，终于发现若在食物中加点盐，吃起来更有滋味。于是代代相传，一发不可收拾，这盐也就成了生活必需之品，所谓"开门七件事"之一了。

儿科专家研究发现婴儿的味觉开始于甜，因为母亲的乳汁中含有乳糖，而对于咸并无感觉，直到后来大人喂他菜汁、肉汤，并在其中加了盐，他们才被"培养"出对咸味的兴趣。

盐的化学成分为氯化钠，就人体的生理需要来说，人需要的主要是钠，人体需要一定量的钠来维持细胞内外体液的平衡。钠能保留水分，肾脏病的病人不能吃得太咸，不然水肿不易消退，便是此理。原始人虽不吃盐，新生的婴儿只吃妈妈的乳汁，但是野兔子、野果子乃至妈妈的乳汁中,尽管口感不咸、也是含有些钠的。当然,与盐比起来,含量有限。人类需要吃些盐,实在是在几千年的社会生活中,因为味觉的需要逐步养成的。也就是说,钠固然为身体所需,咸味则只是使得食物口感更好些罢了。

人体通过味觉的取向,保证了身体对钠的需要。但人体对钠的需要是有限的,而人对味觉的追求则是无限的。于是便有可能因为追求"有味",而食入过量的盐。盐在形成酸甜苦辣咸诸种味觉的食料中又相对易得和较易被接受,故即使在经济不发达之地区,盐总是少不了的,而且盐还可以用以保存食品,故在经济欠发达地区,人们盐的摄入量往往更多些,因为他们咸菜吃得更多。

问题是盐的过多摄入,超过了人体的需要,却对人体的健康产生了不利的影响,最大的问题是引发高血压。

人们可能知道医用注射之葡萄糖水有5%、10%、25%、50%诸种浓度,但一般用于注射的盐水,则只有0.9%一种浓度,称为"生理盐水",因人体生理上只能接受此种浓度之盐水。但人在饮食中摄入的盐分则不可能如此之精准了。

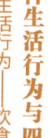

一旦盐分摄入过多,使血液中的钠超标时,人体组织中的水分便会自动向血液中转移,其作用是稀释血中过多的盐分,达到生理之平衡,此时人会感到口渴,于是便会饮水,以保证人体组织不致脱水。人喝入水后,吸收入血液,并被过多的盐分保留其中,血液中增加了许多水分,结果是在血管中流动的液体大增。心脏为将这些液体都循环起来,不得不加强收缩的力度,不但日久"力不从心",造成心力衰竭。而且心脏收缩力度的加强,使血流对血管壁的冲击力加大,即是血压中收缩压增高的主要原因。舒张压是心脏舒张时,血管弹性回缩,其中的血流对血管壁的压力,此时血管亦因其中的血液加水分的大容量而被"撑足",以致舒张压也因盐之摄入过多而上升。

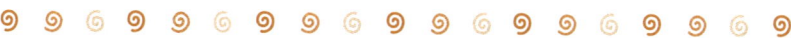

人体血液中含盐量高时便会刺激肾脏产生过多的"肾素",而这肾素又能使"血管紧张素Ⅱ"大增。人体的动脉血管"紧张",即收紧起来。血管中的内容物不少,血管一收缩,血管壁所受到的压力自然也增高,犹如衣服缩水了,硬穿上去便会撑破一样。盐摄入过多会导致高血压便是这个道理。

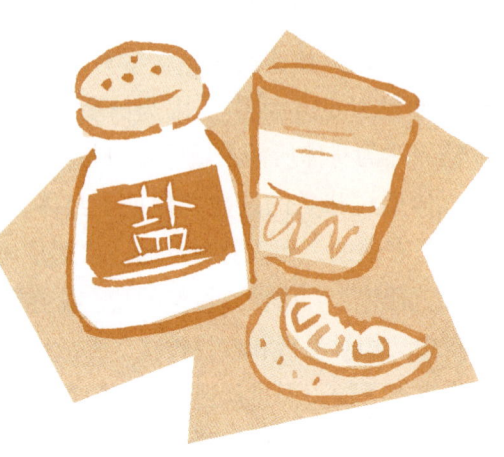

盐吃得过多还与胃病有关。说到美味佳肴,其实享的只是口福,这胃是酸甜苦辣的被动承受者。不过胃也有保护自己的法子,胃黏膜的表面有一层黏液,这层黏液除有帮助消化的功能外,也是胃黏膜的保护层。然而,盐却能损害这层黏液,使胃黏膜长年暴露在酸甜苦辣的刺激之下,甚至致癌物质亦得以长驱直入,这胃岂有不病之理。

盐当然也是人体需要的,关键在于需控制摄入之量。那么,多少量是正确的呢?世界卫生组织曾有建议:每人每天盐的摄入量低于5克。《中国居民膳食指南2007》考虑到我国民众口味素重,建议每人每天盐的摄入量低于6克。事实上据调查:我国南方居民每人每天盐的摄入量10~12克,而北方居民则可能高达15~18克,无论南北,皆严重超标。

需要指出的是:这里所说的盐并非只是指盐钵子里的盐,还包括酱油、咸菜以及一切含盐食品中的盐,以我国民众目前饮食习惯,欲将摄入之盐分控制在每人、每日6克以下,实为不易。2012年我国卫生行政部门制订的《中国慢性病控制三年规划2012~2015》则比较务实地订为：争取3年内使全国民众每人每天盐的摄入量低于9克。

美国曾有调查，该国民众人均每日摄入食盐约为3.7克，他们亦有健康管理机构号召民众进一步减少盐的摄入，据他们测算，若能将食盐的摄入量降至人均每日2.8克，则美国每年将减少死亡20万人，虽然不能说这20万人都是被盐"杀死"的，但盐确也脱不了干系。

有生理学家说人体对钠的需要，若化为盐来计算，每人每日摄入食盐1.4克即可。看来美国人追求的2.8克还留有余地，我们中国人减盐的空间就更大了。

如今中国经济发展，民众生活改善，每天靠吃咸菜、萝卜干下饭的人估计还有，但恐是不多了。我国民众如今盐摄入过多的主要原因应是菜吃得多了，菜吃得多了固然营养丰富，但盐的摄入量也跟着多了。因此我国人均耗盐量已居世界首位，而与此同时，我国高血压的发病率也已居世界第一。

看来若不在控盐问题上多下功夫，我国高血压的发病率难望控制，而要控盐首先得提高对控盐必要性的认识。

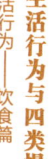

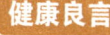

健康良言

我国民众多信"淡而无味"一词，其实民谚中亦有"咸中有味、淡中鲜"的说法。烹饪大师们如能在这"淡中鲜"中多下功夫，并且能普及于民众，则是国人之福了。

宴客之菜何妨少而精

有人举宴客为例说中外文化之差异云：西方人宴客，若客人将食物吃尽，主人大喜，以为所备之食极受客人欢迎。我国人宴客，若客人将食物吃尽，主人则窘，以为是所备之食不足之故。故若受邀参加西方人之宴请，应多赞食物之美味，而受中国人邀请，应多说"饱了，饱了"。

近年，一股勤俭节约之风吹遍祖国各地，在餐饮业，尤在公费消费方面，"节约"最为明显。对于许多公费宴请的被节约、"没得吃的"皆说好；"有得吃的"也说好，说是"少吃点，有益健康"。看来除了餐馆老板外，全民都说"好"了。

如今生活条件改善，多数家庭日常用餐，三菜一汤、四菜一汤已是颇为普遍的了。不但菜的数量多，而且这些菜肴之中，荤菜多占优势，而这汤也必不是单纯的青菜豆腐汤。若是在餐馆用餐，菜的数量多，自不必说，酒席宴上荤菜更占绝对优势，通常一席菜中，多数也就有一、两道蔬菜，点缀点缀而已。

动物性食品吃来鲜美，营养亦多丰富，尤以蛋白质类营养更胜植物性食品一筹，某些维生素，如维生素B_{12}之类更为动物类食品特有。不过，过多的蛋白质类食物，加重了肝脏分解、利用的负担。幸而人类的肝脏功能强大，还不至于因为多吃了些荤菜就难以应付。当然，若是肝功能不济者，亦可因多食蛋白质而诱发肝性昏迷。对此事，肾脏就显得娇嫩些了，时下不少人体格检查发现血尿酸增高，至少部分是因为蛋白质食品吃得过多，新陈代谢后分解成的尿酸亦多，肾脏的排泄功能有点应接不暇所致。尿酸在体内过多堆积，可致痛风症，此病我国过去少见，如今颇为常见了。当然引起血中尿酸增高的食物中也包括某些含蛋白质高的植物性食品，如豆类等。

动物性食品中多含脂肪，尤以畜肉为最。动物脂肪中除鱼油外，含饱和脂肪酸多，此种脂肪易在动脉血管中沉积，形成动脉

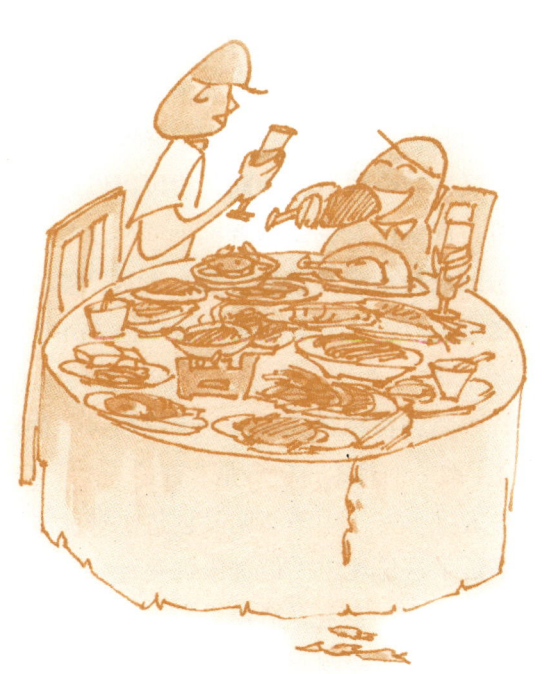

粥样硬化,甚至导致心脑血管病。植物性食品,除豆类外,所含蛋白质与脂肪较少,但有丰富的维生素、矿物质,于人体之健康大有裨益。故应提倡多吃蔬菜。不过,国人之饮食多重口味,蔬菜亦多用油烹制。故其本身虽含脂肪甚少,但制成之菜肴含油亦多。虽则一般烹饪多用植物油,多含不饱和脂肪酸,但并非不含易致动脉粥样硬化的饱和脂肪酸。若用油量大,摄入之饱和脂肪酸亦甚可观。故卫生部颁布的《中国居民膳食指南2007》中明确指出应减少烹调用油量,每人、每日用油量宜控制在30克以下。实际调查显示我国居民每人、每日之烹调用油多在60克左右。若经常在餐馆中用餐,则更何止此数。

国人饮食对健康的影响实不容乐观,因动脉粥样硬化引发的心脑血管病、与高脂肪饮食有关的癌症、饮食过量所致的糖尿病,乃至脂肪肝、高尿酸血症等已经严重威胁人们的生命与健康。对于"健康饮食"一事,健康学界早有提倡,不过限于民众的美食意识,加以餐饮业者的逐利行为,终难有大的改观。如今国家提倡节约,又有"全民"的赞同,很可以以此为契机,推动我国餐饮之改革。据说已有餐饮业者推出"半盆菜"的生意,亦颇受欢迎,说明民众并不满菜肴的浪费。当然,建议称为"小盆菜",含精致之意,岂不更好。亦有业者推出"外带菜",大盆的菜,先上一半,另一半置之盒中,可带回慢慢享用。此法亦佳,唯夏令不宜,因恐食物之变质也。无论如何,总是说明我国之餐饮业开始有了改革的迹象,应该是欢迎的。

美食是一种人生享受。中华文明又创造出举世闻名的美食,人们实在不必辜负了这份瑰宝。但健康与美食如何兼顾?其间的平衡点,实在一个"量"字上。造物主给了人们丰富的食料,但是为健康计,又必得有所控制。日常居家,有两菜一汤应已可满足营养之需求,若能经常更换品种,何愁营养匮乏。如今经济发展、生活改善,在餐馆酒店宴客亦是常事,只要自掏腰包,无可非议。

不过,许多人都有体会:点菜不易。虽说是众口难调,其实宾客受主人招待,吃什么多无异议,难就难在主人往往要力求齐全,鸡鸭鱼肉一个都不能少,冷盘热炒样样都要齐全。结果上了一桌子菜,甚至两菜碗相叠,大有恨无宝塔状菜碗之势。一桌菜吃下来,腹胀、肠满之时,若问吃了些什么,其实多数也无印象。我以为这种吃法,其实还是"吃饱"的"初级阶段"的表现。

"饮食西化",是近年常见于一些国粹人士解释我国如今心脑血管病、糖尿病增多的原因。其实,大街上确实开了两家"肯德基",但国人的饮食哪里就因此"西化"了呢。国人饮食的问题是过多地追求饱腹感,追求高脂、高盐带来的浓重口味,而西餐其实到是比较清淡的,量也不太大。

健康良言

当然,不是提倡吃西餐,但是确可学点洋人的吃法:若在餐馆中聚餐,应提倡自助餐之法。若需成为宴席之状,能否学点洋人的法子:今天请吃牛排,主菜就是牛排,主菜就是牛排,前菜、后汤之外,加些点心之类,但绝不会再上鳕鱼;他日请吃龙虾,也不会另加烤鹅。我们或可按此法,将牛排改为烤鸭、将龙虾改为海参,则客人既尝了美食,又不损健康;主人一样有面子,酒店老板一样赚钱,何乐不为。

慢性病的"病从口入"

"民以食为天",是说饮食对人之重要。然而,"水能载舟,亦能覆舟",饮食不当亦能致病。过去之许多疾病多源于营养不良,不良者不足也,所以医生多劝人"好好休息,增加营养"。如今情况大变,许多疾病竟是与营养过度有关,所谓"过犹不及"也。其实营养过度,也是一种"营养不良"。

2012年卫生部、发改委等15部委联合发布了《中国慢性病防治规划2012~2015》。指出我国现有心脑血管病、糖尿病、癌症及慢性呼吸道疾病患者2.6亿。此类疾病可归类为"慢性病"。慢性病治疗效果欠佳,往往无法根除,并可能产生严重并发症如心肌梗死、脑卒中、肺心病等等,常直接威胁人们的生命健康,此类疾病甚至已占国人死因的85%。故《规划》强调了对此类慢性病的预防,而在预防之中更强调了生活方式的改善。

在生活方式中,常被垢病的是饮食不当、烟酒嗜好及缺少活动。其中饮食不当一事,在四类慢性疾病的病因中,四居其三,占了大半。

心脑血管病的病理基础是动脉粥样硬化。"粥样硬化"是指动脉血管中充斥"粥样"物质，以致血管弹性下降。其实，弹性下降一些，倒也并无大碍，到是此类"粥样"物质阻碍了血液的流动，使流过的血液减少，以致心脏、大脑等重要器官因得不到充分的血液涵养而功能减退，甚至因血流断绝而缺血坏死，即心肌梗死、脑梗塞，若再加高血压，脑部血管不堪高压而破裂，便是脑溢血……方是严重问题。追溯病因，"粥样"物质乃是此病发生之元凶，而"粥样"物质的主体却竟是我们每日饮食中之脂肪。

若进一步追究脂肪何以会在动脉血管中积聚，则应关注这动脉血管内层的健全。事实上动脉血管犹如高速公路，如若路面光整，汽车行驶必定顺畅。同样，若动脉血管内层健全，血中所含脂肪顺流而下，何致停滞在血管之中？动脉血管内层受损，便犹如路面损害，汽车难免抛锚一样，血中脂肪便会沉淀下来，以致形成动脉"粥样"硬化。再问这动脉血管内层因何受损？则除老年、吸烟诸因素外，便应归罪于高血压、糖尿病。高血压，即血液在血管中流动时对血管之压力过高，犹如高速公路上之车辆俱超载，路面焉有不被损坏之理。路面损坏，汽车抛锚，动脉粥样硬化形成，同此一理。

若再追问血压何以升高？则又引出另一话题。早年苏联学者观察到在二战中，苏联民众饱受战争之苦，血压多有升高，战后天下太平，血压则有下降，因之得出高血压与精神紧张有关的结论，当然也言之有据。不过如今我国建设和谐社会，而高血压又多见于离退休、已无工作压力之老人，何也？近年对高血压之病因研究却显示：高血压之发生与盐摄入过多不无关系。原来一旦血液中盐分过多，身体便会自动地将水分保留在血液中力图稀释这些盐分。吃得太咸便觉口干，于是喝水，便是人体这一生理反映的表现。过多的水分滞留血中，心脏被迫加强收缩力，以保证这大量的、"加了水的血液"的循环。心脏搏血之力加强、血管中的流量增大，犹如潮水涌来，堤坝必受高压一样，血压因之升高。高血压之发生与盐摄入过多有关，竟也与饮食有关。

至于糖尿病，尽人皆知是人体不能充分利用糖分所致。血中过多之糖亦与蛋白结合成"糖蛋白"，这种蛋白渗入血管中，非但无益，反而害之。故学者皆谓："糖尿病即血管病"，糖尿病往往合并或加重心血管病，即此原理。而糖尿病之发生除有一定的遗传因素作用外，主要是与饮食之总量，当然也包括糖摄入过多相关。饮食中的米饭、面条、面包、饼干皆由淀粉制成，而淀粉类物质一旦摄入，从接触唾液开始，人体内的淀粉酶便将其分解为葡萄糖，此即糖尿病患者血中升高之糖。人体利用葡萄糖需借助胰岛素之力，胰岛素在人体中虽有自备，但如若血中之葡萄糖含量过高，人体内之胰岛素应接不暇，则糖尿病形成。而如果脂肪摄入过多，亦可使人体内胰岛素变得不甚敏感，对糖之新陈代谢不甚"给力"，谓之"胰岛素抵抗"，亦是如今糖尿病高发之原因。

高脂肪、高盐、高食量是心脑血管病与糖尿病的重要病因，欲预防此类疾病则应努力纠正之。其实高脂肪、高盐饮食亦是一些癌症发病的重要因素。高盐饮食损伤胃黏膜，致癌物质得以长驱直入，以致胃癌之多，曾长期居我国癌症发病之首位。过多摄入盐腌制之食物，可在人体内形成致癌物质亚硝胺，这已被确认是食管癌、胃癌的致病因素。而高脂肪的摄入则与肠癌、乳癌的发生有关，早已知之。近年则又注意到胰腺癌、胆囊癌、前列腺癌、子宫内膜癌的发生亦与高脂肪饮食摄入过多有关。故凡心脑血管病、糖尿病、癌症等慢性病的发病，看来皆与饮食有关。而且归集起来，也就是高脂肪、高盐与高食量三者。

心脑血管病、糖尿病、癌症皆是人类健康之大敌，而高脂肪、高盐与高食量不过是人们日常之饮食习惯,两者竟有着相当之关系,实在令人感慨。

健康良言

不过感慨归感慨,"大敌"当前,也还得认真对待。习惯者,习以为常之事也。欲改变虽非易事,但人是智慧的动物,如何看待这两者的轻重,如何取舍,应有明智之选。

吸烟危害健康 岂能等闲视之

> 吸烟危害健康,学界早有定论。惜乎我国民众对此认识十分不足,甚至在知识人士中亦然。若吸烟者不知其害,何能下决心戒除,若社会不知其害,何能努力开展戒烟工作。我国吸烟每年致死百万人,如果听任其发展下去,后果将极为严重。因此提高民众对吸烟有害健康的认识至为重要,医务人员、吸烟者及其亲友、社会各界皆应努力为之。

2013年5月30日,卫生部发布了中国第一部系统阐述吸烟危害健康的权威报告:《中国吸烟危害健康报告》。报告显示:我国每年因吸烟引发相关疾病所致死亡人数超过100万,如听之任之,不加以控制,至2050年每年死亡人数将突破300万! 在这个报告中也援引了世界卫生组织的统计:全世界每年因吸烟死亡的人数高达600万,其中吸烟者死亡约540万,相当于平均每6秒钟有1个吸烟者死亡,因二手烟暴露所造成的非吸烟者年死亡人数约为60万。同样,世界卫生组织的报告称:如果全球吸烟状况得不到控制,到2030年每年因吸烟死亡人数将达800万。世界卫生组织的报告还提到：现在吸烟者中将来会有一半死于与吸烟相关疾病；吸烟者的平均寿命要比不吸烟者缩短10年。实在是令人触目惊心之事。

如今，多数发达国家的吸烟率呈下降趋势，但发展中国家的总体吸烟率居高不下，且青少年吸烟率呈上升趋势，形势严峻。故世界卫生组织指出，从发展趋势来看，今后每年数百万人命丧烟草的情况，80%将发生在发展中国家。

我国虽是发展中国家，不过由于经济发展，民众生活改善，尤其是高能量、高脂肪、高盐食物摄入过多，而又缺少体力活动或运动，以肥胖、脂代谢异常、血压增高、血糖升高为代表的"富贵病"，即代谢综合征的发病率明显增高，以致心脑血管病占了我国居民死因的首位，高血压病患者高达3.3亿，糖尿病患者9320万，外加12000万学术上称为"空腹血糖受损"或"糖耐量受损"的糖尿病预备队。无论高血压或糖尿病的发病率皆居世界第一，以致许多健康专家皆惊呼：由于饮食的"西化"（指动物蛋白与脂肪摄入过多，一个十分概念化的提法），我国民众的疾病谱已与发达国家"接轨"！不过我们也应该清楚地认识到，我国是世界上最大的烟草生产国和消费国，吸烟人群逾3亿，另有约7.4亿不吸烟人群遭受二手烟的危害。我国的许多慢性疾病的由来，如动脉粥样硬化所导致的心脑血管病，以及癌症、慢性呼吸道疾病等，恐不仅是饮食西化问题，还应该充分评估吸烟在引发此类疾病发生中的作用。在吸烟引发相关疾病的科普宣传方面，我国绝对尚属"发展中国家"。我国民众在认识吸烟与二手烟对健康危害的问题上，恐也绝对没有与发达国家"接轨"。

《中国吸烟危害健康报告》指出："我国公众对吸烟和二手烟暴露危害的认识严重不足。3/4以上的人群不能全面了解吸烟对健康的危害；2/3以上的人群不了解二手烟暴露的危害"。我国民间广泛流传的是：某人不吸烟不喝酒活了多久，某人又吸烟又喝酒活了多久、多久之类，大致是说抽烟喝酒有益健康。甚至还有说抽烟可以不得"非典"的。对于二手烟暴露的危害更少了解，许多烟民公然在公众场合吸烟，民众亦不了解自己应有"厌烟"之权。这个报告中还指出，"大部分公众对'低焦油不等于低危害'的观点缺乏正确的认识，且受教育程度高者有此错误认识的比例也很高"。真是一语中的，我国民众，也包括一些知识精英，对这一问题普遍存在着严重的认识误区。努力提高民众对吸烟危害的认识，是我国控烟工作的当务之急。

每年5月31日是世界卫生组织发起的"世界无烟日"。当然并非指这一天不吸烟，而是要通过每年这一天集中的宣传教育，让广大民众了解吸烟的危害，策动全社会为推进控烟的工作做出积极贡献。当然，宣传教育也难望毕其功于一役，而是应该坚持不懈、持之以恒的。

健康良言

吸烟之事关几百万人之生命，岂是小事。

防癌之计首推戒烟

  防癌一事涉及许多生活行为，如控制脂肪与盐的摄入、控制饮食的总量、控酒、提倡运动等等。但戒烟则是最重要的防癌措施。有专家测算：假设全世界的人都不吸烟了，男性的癌症会减少2/5，女性的癌症可能减少1/3。

  癌症，大约是如今人们最深恶痛绝之疾病了。癌症可治，但难治，一是治疗多赖大型手术、放疗、化疗，对人体难免有所损伤。二是较难根治，不少病人治后还会复发。故对癌症应重预防，使之不发生，自为上策。

  欲预防疾病必先明确其病因，方可有针对的办法。人们常说癌症的病因不明，其实对某一特定的病人而言，有时或许可以这么说，但大量的研究资料显示癌症的病因，从宏观上说是基本清楚的。

  癌症多见于中老年人，但人总是要老的，纠结于此于事无补。何况老人并不都生癌，或者可以说大多数皆不生癌。因为"癌"与"老"并无必然的联系。癌症的发生与遗传因素有一定的关系，但直接因遗传而"传下来"的癌很少，遗传因素大多表现为对某些致癌因素的"易感",患癌的关键还是在于外界的致癌因素。如在我国,据统计癌症之病因36%至50%与饮食因素相关;15%~25%与感染因素有关;男性的癌症中21%至36%、女性的癌症4%至7%与被动吸烟或吸烟有关;而与饮酒相关的癌症,男性为6.7%、女性为0.7%;与肥胖相关的约0.3%。当然这些因素大多是综合作用的,事实上难于绝然划分。不过,这些都是"外界的"致癌因素,而且多在我们的生活之中。既然是外来的,而且即存在于我们的生活行为之中,那么,理论上便是应该可以避免的,即是可以预防的。

与癌发病相关的饮食问题有:高脂肪饮食与大肠癌、乳腺癌、胰腺癌、前列腺癌、子宫内膜癌相关;高盐饮食与胃癌相关;多食腌制的食物与食管癌、胃癌、鼻咽癌相关;缺少新鲜蔬菜、水果与消化道癌症的发病相关。所以从防癌的角度说,应该避免高脂肪、高盐的饮食,少吃或不吃腌制食品,多吃新鲜蔬菜与水果。但是脂肪、盐皆为人体的必需营养素,人体不可或缺,只是不能过多摄入罢了。那么,应该少到多少呢?卫生部颁布的《中国居民膳食指南2007》中说:每人每天的烹调用油应低于30克,盐的摄入应低于6克。少摄入些油、盐,可以减少动脉粥样硬化、减少高血压,对健康是有利的,应该也能减少些相关的癌症,但并不能保证因此就不生这些癌,因为脂肪、盐本身并非致癌物质,只是因为摄入过多,促进了某些致癌的过程罢了。少吃腌制的食品、多吃新鲜蔬菜与水果当然有助于防癌,但是也不等于吃了新鲜蔬菜与水果就能保证不生癌。

癌症与感染因素的关系是久已知之的,近年在这些感染的预防中确有许多喜人的进展。如肝癌与乙型肝炎病毒的感染有十分密切的关系,美国的布伦伯格发明了乙肝疫苗,我国近20年来由于推广应用乙肝疫苗预防乙型肝炎病毒感染,不但使乙肝病毒感染明显减少，并已看到在曾注射乙肝疫苗者中肝癌的发病率降低。宫颈癌与人乳头状瘤病毒感染相关，德国人豪斯成功研制出人乳头状瘤病毒疫苗，接种此种疫苗便可预防宫颈癌。胃癌与幽门螺杆菌感染有关，而一些抗菌药物的联合应用，可以杀灭幽门螺杆菌，从而有望降低胃癌的发病率。不过，还有相当一部分肝癌与丙型肝炎病毒感染相关，目前尚无预防之疫苗。还有如鼻咽癌与EB病毒感染有关，亦尚缺少预防之法。幽门螺杆菌在我国有60%至70%的感染率，事实上也很难对几亿人口"全民普治"，何况还有相当部分的人治疗后由于环境卫生不良、共餐的习惯等因素，还会再受感染。

尽管吸烟与心血管病、"老慢支"等慢性肺部疾病也密切相关，但世人认识吸烟的危害，却是始自对吸烟引起肺癌的认识。1948年英国医生道尔与赫尔发现肺癌与吸烟有关，其后人们又发现吸烟与喉癌、食管癌、膀胱癌、肝癌、胰腺癌有关。至今，在烟雾中的致癌物质已被确认的就有40余种，这些致癌物质被吸入肺部，吸收入血，随着血液循环祸害全身各处，有专家测算：假设全世界的人都不吸烟了，男性的癌症会减少2/5，女性的癌症可能减少1/3。

饮酒与癌症关系，以往多以其为"促癌"因素，如二十世纪六七十年代上海肿瘤学家在市郊的崇明岛上研究发现：患乙型肝炎后继续饮酒者其肝癌之发病率高出病后不再饮酒者2倍，故以酒精为乙肝病毒致肝癌之促进因素。不过近年国内外则皆有并未曾患过肝炎，只是饮酒而招致肝癌的病例报告，并有报告显示饮酒与口腔癌、喉癌、食管癌、胰腺癌亦有明确的关系。如此，这酒精已非"促癌"因素，而是"致癌"因素了。

肥胖与癌症之关系近年亦引起关注，不过其中之确切因果关系尚待进一步认证。

就防癌而言：年龄增长、遗传因素固难左右，环境污染亦需赖政府治理，但生活行为是各人自理的，少进食高脂肪、高盐、腌制食物，多吃新鲜蔬菜与水果，戒烟、限酒、多运动，皆有助于防癌。但这之中唯吸烟，既非人体之必须，又是直接吸入致癌物质，当推首要。酒精亦可致癌，但涉及之面不若吸烟之广。故戒烟一事，肿瘤学界皆以为是在单一因素中，最直接有效和涉及面广的防癌措施。

健康良言

若不在控烟问题上"给力"，防癌之事犹如空谈。

控烟不力 肺癌紧逼

> 一国或一地每10万居民中,每年某种肿瘤发生的数目,称为该国或该地的该肿瘤的发病率。将各种肿瘤的发病率自多而少排列,并逐年比较,则可看出该国或该地各种肿瘤消长的情况。不幸的是,近年来我国肺癌的发病率跃升为这个排行榜的首位。

虽说癌症可治,而且在我们周围的亲友同事之中,也确有一些癌症患者经治疗后长期生存,甚至被治愈。但是也毋庸讳言,癌症是一类严重危害民众生命健康的疾病。

据国家卫生行政部门统计:我国人口死因的首位当推心、脑血管病如冠心病、心肌梗死、脑梗塞、脑溢血之类,癌症居第二位,但若将心脏与脑之疾病分开统计,癌症则占国人死因的首位。

癌症之中,我国过去曾长期以胃癌为发病率之首,但自21世纪初起,肺癌已跃升为第一位。肺癌在我国不仅居各种癌症发病之首,其死亡亦居首位,竟占全部癌症死因的22.7%。不仅如此,据最近在北京召开的中国肺癌南北高峰论坛传出信息:我国肺癌的发病率近年不断攀升,每年增长26.9%,以此推算,到2025年,中国肺癌患者将达100万，而成世界第一肺癌大国。

肺癌的病因包括遗传因素、环境因素等等，但吸烟无疑是最重要的发病因素。虽然不吸烟者亦可能患肺癌，但肺癌病人至少70%因吸烟或被动吸烟而起。

吸烟与肺癌的关系铁定。人类认识吸烟的危害便从认识吸烟与肺癌有关开始。有明确的证据证明吸烟导致的癌症有十多种，而肺癌则居其首。吸烟不但是许多癌症的重要病因，还与心脑血管病相关、与慢性呼吸道疾病关系密切。而这三类疾病恰恰是严重威胁我国民众生命与健康的主要疾病。这是问题的一个方面，而另一方面则是我国民众吸烟的普遍性。在全球11亿烟民中，中国占3.5亿，几占1/3，而我国人口则仅占全球1/4不到。据统计我国15岁以上人群总吸烟率高达33.5%，男性62.8%，女性3.1%，而且我国烟民多无"避人"意识，据估计我国被动吸烟之人群可能有7亿以上。由于被动吸烟的危害并不亚于主动吸烟，故我国有10亿以上之人口饱受吸烟之害，以致我国每年约有100万人死于与烟草相关的疾病。这实在是不容小觑之事。

几十年的研究证明：滤过嘴烟、低焦油烟乃至中草药香烟等等，对于癌症的预防皆毫无意义。预防肺癌之要点全在远离烟草。不吸烟者不要尝试吸烟，吸烟者应努力戒除，为了避免或减轻戒烟之不适，建议戒烟者可以寻求医药的帮助，以成功戒烟。成功的戒烟可使肺癌的发病率和死亡率下降，已有定论。吸烟者还应尊重不吸烟者"厌烟"之权，不在公共场合吸烟，以免影响别人。也希望政府早日立法严控烟草的生产与销售。

肿瘤学上有一个"勃氏吸烟指数"的说法：每日吸烟支数乘吸烟年数，若大于400支/年，则此君应视为肺癌之"高危对象"。即若20岁开始吸烟，每日吸烟20支，则至40岁已成肺癌之高危对象。对此类高危对象，为防癌计，每年至少应作一次胸部CT检

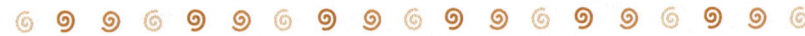

查。虽然一般体格检查中多包括胸部X线摄片，但欲达到肺癌的早期发现，则还不够。对肺癌的高危对象而言，应自觉进行每年一次胸部CT检查。肺癌若能早期发现、早期诊断、早期治疗，亦有较好的治疗效果，甚至有希望治愈。

健康良言

面对肺癌紧逼的严重形势，全社会都应有清晰的认识、高度的重视，而控烟则是这场肺癌阻击战中的重中之重。

关于不吸烟者的肺癌

> 在癌症的科普宣传中说得最多的便是"吸烟引起肺癌"。但偏偏有些不吸烟的人也生了肺癌。于是吸烟者以此为据,证明"吸烟引起肺癌"之说不确;不吸烟者亦对"吸烟引起肺癌"之说感到困惑……

烟草点燃以后产生的烟雾中经科学鉴定、确认有致癌作用的物质有40多种,其中最著名的是3,4-苯并芘,此物在烟焦油中含量最多。日本有位名叫山极的科学家,将烟焦油涂在兔子的耳朵上,每天涂一次,到40天时,这兔子的耳朵上便长出了一个肿瘤来,成了肿瘤学中著名的化学诱癌试验。而吸烟的人恰是日复一日地,将这些能在兔子耳朵上长出肿瘤来的东西吸到自己肺里去。大量的数据显示,吸烟者发生肺癌的危险性高出不吸烟者10倍。也不仅是肺癌的危险性加大了,喉癌的危险性高8倍、食管癌的危险性高6倍、膀胱癌高4倍、肝癌也高两倍!

"吸烟会引起肺癌",这是全世界控烟协会都会使用的口号。我国规定在烟盒上要标注"吸烟有害健康",但大多字迹很小。澳大利亚的一种烟盒上就直言不讳:吸烟引起肺癌。但是"不吸烟的人也会生肺癌",则是吸烟者的盾牌。确实,不吸烟的人也会生肺癌,到也是事实。正如,"吃了不清洁的东西要拉肚子",但也有人受了凉也拉肚子,并不能反证不清洁的东西但吃无妨。

最近有人专门研究了不吸烟者的肺癌问题,结果显示:在全世界发生的肺癌中,不吸烟者约占25%,在男性的肺癌病例中,不吸烟者占15%,在女性肺癌中则占53%。换句话说:男性的肺癌病人绝大多数是吸烟的,而女性肺癌中亦有近半数是吸烟的。当然,终究有约1/4的肺癌病人并不吸烟。我国的一个资料显示,男性肺癌病人中75%吸烟,女性肺癌病人中有18%吸烟,看来我国不吸烟的肺癌问题比之国外可能还严重些,尤其是女性肺癌病人大多并不吸烟。不吸烟也生了肺癌,这癌从何来?

研究表明不吸烟者的肺癌可能与下列因素有关:被动吸烟、大气污染、居室空气污染,妇女对此类污染可能更敏感一些。在研究中还提到的可能相关因素还有:消瘦、性格内向、多吃高温油炸食物、肺部手术史、肺癌家族史。还有的研究报告提到人类乳头状瘤病毒感染可能亦是不吸烟者发生肺癌的有关因素。

被动吸烟,确实是一个重要的问题,医学统计学上有一种称为"归因"的研究方法。据研究我国不吸烟妇女的肺癌有5.2%归因于配偶吸烟、6.2%归因于工作场所烟草暴露。"归因于工作场所烟草暴露"是一句很学术性的遁词,说白了就是:应该归罪于同事吸烟!我国不但烟民众多,而且一个很糟糕的情况是,吸烟者全然不顾场合、不知避人。应该说这是一种愚昧现象吧,何时才能改善?近年大气污染国家已开始重视,但是治理却难望短期见效,看来这两件事的解决尚须时日。大气污染的治理主要依靠国家,而解决居室空气污染则在各人自己了。研究指出与肺癌相关的居室空气污染来源有二:一是建筑材料中释放出来的致癌物质如放射性氡,一是炊事造成的煤烟与油蒸汽,其中含有芳香烃等致癌物质。解决之法是选择优良、安全的建筑材料，不在室内燃煤，抽吸油蒸汽外排，还有一个最简单的办法便是开窗通风。可惜我国民众对于通风一事并不重视，甚至认为风是"病邪"，吹了风要"伤风"。至于肺部手术史、肺癌家族史也与不吸烟者发生肺癌有关，自难避免，但提示有此类情况者，更需对肺癌多加警惕。

有趣的是在对不吸烟者肺癌的研究中提到消瘦也是相关因素之一。如今的健康宣传中对于肥胖尽是口诛笔伐，当然，也没说消瘦就好。这回是提到了消瘦与不吸烟者发生肺癌有某种关联，虽然机理还需研究，但看来肥胖不好、太瘦也不好。还有性格内向、多食油腻当然都不是健康的生活行为，人们需要注意纠正。

这些研究中还提到了人类乳头状瘤病毒感染一事，此种病毒能引发宫颈癌，已获证实，并已研制成疫苗，用以预防宫颈癌。这是德国科学家豪斯对人类战胜癌症的一大贡献。不过我国科学家却也注意到与宫颈癌同是鳞形细胞癌的食管癌病人中也颇多这种病毒感染，说不定这预防宫颈癌的疫苗也能预防食管癌。不吸烟者的肺癌中尽管病理类型以腺癌居多，但确也有一部分为鳞形细胞癌，按此推理，或许这疫苗对这一部分不吸烟者的肺癌也有预防作用，如是，则对于不吸烟的妇女而言，那就是"一石三鸟"了，岂不善哉。

健康良言

人类乳头状瘤疫苗能否预防一部分肺癌尚待研究，改善不良生活行为可以防癌则已有共识。不良生活行为之中吸烟更是引发癌症的罪魁祸首，禁烟便可减少许多癌症的发生，尤其是肺癌，而且包括吸烟的和不吸烟的肺癌。

想戒烟？医药"给力"

据说，写过《老人与海》等名著，得过诺贝尔文学奖的那位有着漂亮的络腮白胡子的美国大作家海明威说过："戒烟这事太容易啦，我都戒了50回了。"这当然是笑话，却道出了戒烟之不易。

若要评选健康宣传中，老生常谈之"最"，大约非"吸烟有害健康"莫属。吸烟有害健康几乎尽人皆知，既"皆知"了，本不必再谈，问题是：知是知道了，就是戒不了。因此吸的人照吸不误，说的人不知就里，于是继续苦口婆心地说，遂成老生常谈。

何以至此？吸烟成瘾之后之所以难戒，是因为吸烟者对烟雾中的尼古丁形成了依赖。当血液中尼古丁浓度下降而得不到补充时，人便感到疲乏，注意力不集中、易怒、心情不佳、若有所失。严重的也可能有口干、心动过速等表现。戒烟时出现的这些症状，因人而异、轻重不等。由于戒烟过程中会出现此类不适症状，故除意志十分坚强者外，戒烟通常不易成功。

我国以往在一些问题上，常常过多地强调了精神的作用，在戒烟问题上亦是如此。认为只要意志坚强一定能戒烟成功，而戒不了的必属意志薄弱之列。只是因为有些领导、长辈也吸烟,为尊者讳,不这样明说罢了。美国人倒好,他们将戒烟不易成功,归罪于吸烟者的身体对尼古丁产生了依赖,是生理现象,而不是属于人品质方面的意志问题。莫说海明威,即便是总统戒不了烟,也只是生理上的问题,而无关品质上的瑕疵。

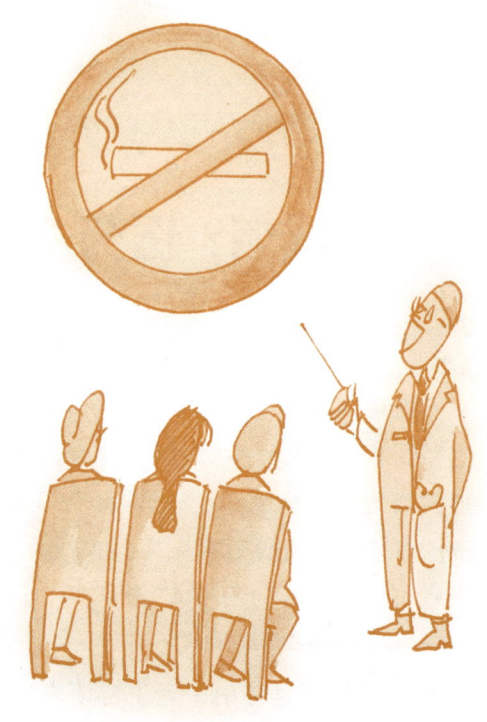

当然,戒烟时出现了症状,那就属于疾病的范畴了。所以在美国的疾病分类名称中就有一个叫"尼古丁依赖症"的病名。他们把戒不了烟也算是一种病态,既然是"病",那么,就应该寻求医药的帮助,来解决这个"病"了。

最先想到的叫"脱敏疗法",这是从预防如哮喘病等过敏性疾病的办法移植过来的,比如对灰尘中的螨虫过敏而发哮喘者,先用极微量的螨虫蛋白给他注射,因为量极小,而不会引发哮喘,但逐步地增加这螨虫蛋白的量,久而久之,人对这螨虫蛋白适应了,便对螨虫不再过敏。戒烟之法则反之,先给他足量的尼古丁,然后逐渐减量,使其逐步适应,最后戒除之。其法多用者为"戒烟贴",即含不同量尼古丁之"橡皮膏",贴在皮肤上,让其吸收，从多到少，逐日更换，直至贴不含尼古丁之"橡皮膏"之时，其烟瘾即可戒绝。

其后又有"替代疗法"，即将尼古丁制成药片，烟瘾来时含在舌下，便可抵挡。虽然吸收了尼古丁，但总算避开了烟雾中的其他有害物质，亦是不得已而为之之法。

近年科学研究发现嗜烟者体内有一种叫"尼古丁受体"的蛋白质非常活跃，吸入尼古丁后需与其结合方能发挥作用。于是便研制出了一类称为"尼古丁受体阻断剂"的药物，服后此药与"尼古丁受体"结合，占据了尼古丁与之结合之据点，鹊巢鸠占的结果是尼古丁游荡在血液中无处落脚，最终在肝脏中被分解、排出。由于服用此药占据尼古丁受体的过程是逐步实现的，吸烟者对吸入的尼古丁逐渐不敏感，身体也就逐步解除了对尼古丁的依赖。

健康良言

如今，在一些大城市的大型医院中有"戒烟门诊"，提供此类药物，想戒烟者可以借助医药之力，帮助戒除对尼古丁的依赖。当然，要去寻求医药的帮助，亦需充分理解吸烟之害，仍需下定决心。

醉死亦风流？

> 嗜酒者的外部形象其实并不好，国外的小说家大多将他们描写成一个红鼻子的糟老头，他们自私、放荡不羁，往往被人轻蔑。不过在我国则似有不同，我国的小说家描写绿林好汉"大块吃肉、大碗喝酒"，尽显豪爽之气。写文人喝酒则又多归于风流一类，"嗜酒"几含褒意。其实嗜酒伤身，实在是应该有个正确认识的。

近年来世界各国灾害不断，多是天灾。亦有人祸，不过"人祸"主要是指由于政治、军事等的原因，造成人民大众生命财产损失的事件。这"人祸"多是指外力强加于人的。不过也有种"人祸"却是受害者自己施予的，借用法律的术语便是"行为的主体与客体是一致的"，也就是俗话说的"自作自受"，那意思。

嗜酒，便是这种行为的典型事例之一。酒是含酒精之饮料的总称，即凡含酒精之饮料，不论其含量多少，皆可称之为酒。而称之为酒的，必含酒精，不论其是否还含有其他何种成分。酒精之化学名为乙醇，三杯下肚，乙醇被吸收入血，对中枢神经系统有先兴奋、后抑制的作用，嗜酒者追求的大多也就是这种有点飘飘然感觉的兴奋状态，当然，也有借酒浇愁的，那是希望借酒力的兴奋驱走忧愁，或者想借酒精的抑制作用，麻痹一下自己，暂时摆脱忧愁。不过诗曰："借酒浇愁愁更愁"，酒是解不了愁的。大多数人嗜酒，追求的是酒精造成的欣快感。

欣快是自己觉得的快乐，不一定有理由。对此，社会倒也认可，自觉其乐，由他去罢。何况讲健康的人都说要"身心健康"，心里觉得快乐也是好事。但是酒精摄入稍多，欣快发展为兴奋，便会有"出格"的言行，因此时大脑的高级神经中枢已开始受抑制，分析、判断的能力已经下降，饮酒者已经丧失对自我的意识，甚至完全不能自控，严重的便可能毁物伤人，危害治安，就为社会所不容了。酒精摄入过多时，则由兴奋转为完全的抑制，醉酒者昏昏入睡，不省人事。数小时后酒精逐步代谢消除，方始慢慢清醒过来。当然，亦有就此醒不过来、一命呜呼的。这是说酒精对神经系统的抑制作用，应该说大多数还是可逆的，即可以恢复的。不过，晚近亦有研究发现：经常饮酒者，年老后患老年性痴呆及手脚不自主抖动的帕金森病者，较不饮酒者明显增多。

酒精伤肝，是尽人皆知之事。过量饮酒可致酒精性肝病，包括酒精性脂肪肝、酒精性肝炎、酒精性肝硬化乃至肝癌。

喝酒伤胃，酒精尤其是高浓度的酒类空腹饮用时，可导致急性化学性胃炎，胃黏膜糜烂甚至胃出血。

酒精损伤胰腺，长期饮酒可引起慢性胰腺炎，可引发糖尿病，甚至胰腺癌。

酒精可引起血压升高，心律紊乱，事实上也损伤心脏。

酒精有促癌作用，曾有乙型、丙型肝炎病毒感染者，饮酒将促成肝癌的发生。

所以健康学家多提倡不饮酒，或只少量饮酒。

随着经济的发展，人际交往的增多，酒精对国人健康的危害已经不容忽视。2000年调查浙江某地，酒精性肝病的患病率已达4.34%，西南地区的几个省份则达4.3%至6.5%。中国酒民近5亿，其中饮酒过量者达65%，一日之内多次饮酒者占4成。每年因饮酒致死者高达11万。全国因饮酒致残者有273万人之多。故2006年世界卫生组织发布的"西太平洋地区减少酒精危害计划"中便将中国列入酒精危害的重灾区。

"重灾区"之说已经多年，不过国人"处变不惊"，你说由你说，我自岿然不动。在"酒文化"、"少量饮酒有益健康"、"红葡萄酒软化血管"等等的大旗下，一些人日复一日依然一醉方休。

健康良言

有人作打油诗调侃："喝酒是文化，生意即应酬，'世卫'何饶舌，醉死亦风流"。不过，风流到醉死，受害的还是自己，又是何苦呢。

酒精危害重灾区

世界卫生组织在"减少酒精危害"的计划中,将我国列为"西太平洋地区酒精危害的重灾区"。事实上我国酒精危害问题也确实严重:酒民就有5个亿,每年直接死于饮酒者11万,因酒致病残者273万。数量的多少固然是个问题,但更重要的是控酒意识的缺失,无论在个人层面上或社会层面上皆然。

嗜酒之事古今中外皆有之,北京人爱喝二锅头、上海人喜欢石库门、法国人要喝人头马、俄国人最爱伏特加。自古以来,世事艰难,在这个世界上大多数的人,日复一日、年复一年地为衣食辛劳,而且"人生在世,不如意事常八九",更使这本已平淡无奇的生活再添惆怅。渐渐地人们发现了酒这东西有使人兴奋、乐而忘忧的作用,故而"今日有酒今日醉",大多数人嗜酒因此而起。当然,"朱门酒肉臭",这"朱门"里的人自然不是为衣食辛劳、事不如意而喝酒解愁的。

时至今日之我国,应该说大多数人已经衣食无忧了,生活安定、社会和谐。许多人喝酒的目的都是为追求这"欣快感"。欣快自然比愁苦好，但是若为求得一时的欣快而牺牲了身体的健康那就是非理性的行为了。

酒，不论什么酒，必定含酒精。酒的化学名为乙醇，三杯下肚，乙醇进入胃肠被吸收入血，循环至肝，被肝脏中的"乙醇脱氢酶"转化为乙醛，再由"乙醛脱氢酶"将其转化为乙酸，乙酸再分解为二氧化碳与水，前者经呼气排出体外，后者主要经尿排出。若论其在体内的新陈代谢过程到也并不复杂。问题是在这一代谢过程中的中间产物——乙醛，恰恰是一个"肝毒性物质"，即能损害肝细胞的物质。乙醛本该由"乙醛脱氢酶"将其转化为乙酸，再分解为二氧化碳与水。但是如果大量饮酒，超过这"乙醛脱氢酶"的分解能力，乙醛必在体内堆积、危害肝脏，形成酒精性肝病，终于肝硬化甚至肝癌。糟糕的是，据研究认为东亚地区的人，当然包括我们中国人，体内的"乙醛脱氢酶"偏偏不及欧美人强。也就是说我们中国人稍多饮酒，比西方人还更容易发生肝硬化、肝癌。

不只是肝癌，我国近年胰腺癌发病率明显增高，其原因虽尚待进一步研究，但嗜酒者慢性胰腺炎发病率高，已是不争之事实，而癌症往往发生在慢性炎症的基础上，故嗜酒可能亦是胰腺癌的发病因素之一，当不难理解。除癌症外，嗜酒者糖尿病发病率高，亦是酒精损伤胰腺的证据，因糖尿病常因胰腺中分泌胰岛素的"胰岛贝他细胞"受损，功能减退而引起。酒精损脑之事，其实尽人皆知，因一旦饮酒过量，人的分析、理解能力即见下降，进而语无伦次、手舞足蹈，随后进入昏迷状态。酒精损脑，证据充足，只是因为醉酒者多数还能清醒过来，故而多未能引起重视，其实亦有就此一命呜呼的。而且晚近有研究报道：经常饮酒者，进入老年后，老年痴呆与会引起不自主抖动的、帕金森综合征的发病率，明显高于不饮酒或很少饮酒者。尽管此两疾病的病因尚未有定论,但嗜酒能增加患此类疾病的机会已无异议。酒精与高血压病的关系尚少研究,但高血压病人中的嗜酒者,若能戒酒、血压即有下降,亦是从另一个侧面说明了两者间的关系。据世界卫生组织报告,有60余种疾病与酒精有关!总而言之,酒精对人的健康是有害的,至少过量饮酒或经常饮酒是有害的。

遗憾的是据报道,我国"酒民",高达五亿!而且据调查发现,中国酒民尚有两个特点:一是约40%以上的人一天之内多次饮酒,一是约65%的人饮酒过量。世界卫生组织建议:男性摄入酒精之量每日应低于20克,女性更应减半,而我国酒民单次饮酒摄入酒精之量平均高达41克。据统计,我国每年直接死于饮酒者11万人,因酒致病残者273万人。以致2006年世界卫生组织的"西太平洋地区减少酒精危害计划"将我国列入酒精危害的"重灾区"。

可惜2006年至今已经多年,我国这个酒精危害的"重灾区",灾情有增无减,据医学文献的报告1999年我国酒精性肝硬化在各种肝硬化中占10.8%,而如今则已增加到24%。

我国民众对酒精的危害认识甚为不足。在宣传方面尤多误区:一是普遍认为少量饮酒有益健康,二是豪饮代表豪爽、够朋友,三是饮酒表示某种文化含意。实则"少量饮酒有益健康"并无足够科学依据,持此说者多是指如红葡萄酒中所含有的某些有益健康的物质,如白藜芦醇之类。但需知此类物质在酒中与酒精共存,"少量饮酒"摄入白藜芦醇之量微乎其微,不足以利人,"多量饮酒"摄入酒精过多,则足以损人。豪饮代表豪爽、够朋友,到是不错的,自古"大碗喝酒、大块吃肉"的被视为草莽英雄,混迹于酒肆饭馆的朋友被称为酒肉朋友,似乎也都不高雅。高雅的也有:"醉卧沙场君莫笑,古来征战几人回",此种慷慨赴死的气度到也令人敬佩,不过让他去戍边,他却醉卧沙场,让胡人割了头去,死也白死,还误了国家大事。文人好些,"花间

107

一壶酒",醉卧花间月下,不过受点风寒罢了,还不至于误了国家大事。李白"举杯邀明月"也好、苏东坡"把酒问青天"也好,是足够"文化"的了。所以今日中国各地酒民多以"酒文化"自诩,似乎喝了酒,也就是有文化了。

健康良言

其实,文化应该是理性的,李白生不逢时,他哪里知道这酒精变成的乙醛,却是一个损肝、甚至致癌的物质呢。今天的李白们,明知过量饮酒有损健康,为图一时之快,而甘冒损害健康的风险,太白先生泉下有知怕是也不赞成的吧。

听莫言先生怎么说酒

  莫言先生，大文豪也。莫先生得了诺贝尔文学奖，国人额手相庆，只因为莫先生曾经写过几篇关于酒的文章，便有酒业者拿莫先生"做文章"了，似乎莫先生也很赞成饮酒的，甚至恨不得说成莫言先生是喝了他的酒才得诺贝尔奖的。但仔细拜读莫先生的文章，却发现并不是那么回事。

  人说是杜康造酒，应该理解为杜康擅于造酒，并非是杜康发明了酿酒。所以没听说杜康去了俄罗斯办讲习班，俄国人也会造伏特加；也没听说法皇派人来华找杜康学习造酒之法，法国人也造出了白兰地。甚至一些居住在深山老林中的极少与外界交流的民族，也会造酒、而且是自古至今世代相传。故而有人以"需要决定论"解释为：人需要酒。

  其实，白酒辣、红酒酸、啤酒苦，本非可口之物。人之嗜酒、在图酒精之兴奋作用，三杯下肚，便有飘飘然之感。世事艰难之时或聊以暂忘愁苦，诸事顺应之时亦可添喜悦之情，世人之饮酒多在追求此境界而已。

近世经济发展，人们衣食有余，便有了交际的需要。交际不能坐而论道，需要有个媒介或是载体，虽然如今有在高尔夫球场上谈生意、交朋友的，但终难普及。其他运动就难有此种功能了。饮宴是最多用的交际形式，上自国宴、下至小酌，吃"饭"只剩下个名义，美食与美酒成了主要内容，中外各国概莫如此。中国是讲究美食的国家，菜肴方面自有许多讲究，可口自不必说，制作之精美，举世闻名。据有识者评论："世间之美食，唯法兰西与中国耳"。不过近年健康专家指出中国之菜肴多油、多盐，于健康方面多有不利。此事或当另表。中国之美食与法兰西共执牛耳，美酒方面可能是独占鳌头了。中国酒之品种、产量、销量当居世界第一，是否待考。但"酒文化"必是世界第一，当无疑问。

中华文明古国，什么事都要讲个文化。旧社会里贩夫走卒、经济力量有限，偶尔喝点粗酒、自然喝不出文化来。绿林好汉大块吃肉、大碗喝酒，尽显豪气，可惜也少点文化。文人喝酒就不一样了。李白斗酒诗千篇，东坡把酒问青天。中国的文人与酒结下了不解之缘。因之产生了一个关于酒的文化："酒文化"。

我国如今国泰民安、经济发展。人际交往频繁，酒业随之兴旺。文明社会更不能不讲文化，于是"酒文化"大旗飘扬，某市举办"酒文化节"者有之，某地举办"酒文化游"者有之，可以叫做"文化搭台、酒来唱戏"。酒文化节上总有几首颂酒的诗歌，酒文化游也参观谷物发酵的过程，总算也有点"文化"。

然而在许多地方有规矩：敬人酒者需先自饮三杯；拿酒瓶在手与全桌客人逐一对饮、连打三圈；一排摆下十个酒杯斟满、一口气逐一喝了下去；非喝得趴下一个不止……都成了"酒文化"。喝酒的过程就是相互灌酒、调笑、戏谑的过程，名为热闹，也是"酒文化"云云。结果自是酒厂日进斗金，而医院却多了许多胃出血、胰腺炎、肝硬化与肝癌的病人。

酒精伤肝,如今数量甚多的脂肪肝中相当一部分因饮酒引起。浙江某医院报道该院收治的肝硬化病人中,18.8%系因过度饮酒引起,即酒精性肝硬化是也。酒精伤脑,酒醉不醒即是脑中毒的证据,最近有人研究发现经常喝酒者、老年以后老年痴呆、帕金森病的发生率显著高于不饮酒或偶饮酒者,是为酒精性脑病。酒能促癌,肝癌、胃癌、胰腺癌都与之有关。酒能引发血压升高、心律紊乱,于心血管方面何益之有?

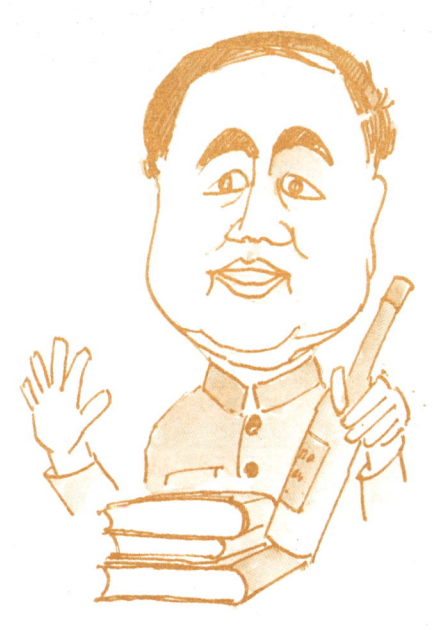

正当有人质疑中国的"酒文化"只有酒、没有文化之时,酒业大喜,原来莫言先生得了诺贝尔文学奖。莫言先生确实写过涉及酒的文章,于是就有酒厂抢注商标"莫言醉",妙语双关,其潜台词是:莫言亦醉,醉亦何妨。更有妙者,莫言先生得奖消息传来是夜间,次晨某地晨报即发表了一篇莫先生的旧作《水乃酒之魂》,并加上按语,特指某酒有独特的"历史文化",硬是把莫先生与某酒拉在了一起。

不过拜读莫先生的大作,莫先生说:"其实,我不懂酿酒亦不善饮酒",原来莫先生并不善饮酒,看来莫先生的文化不是喝酒喝出来的了。莫先生又在文中担心"李白如能在这洞(指酒窖)生活,美酒任他饮,那诗还写不写了呢",一直传说李白"斗酒诗千篇",看来那是外行人的说法,文人知道、酒喝得太多,脑子糊涂,诗是写不出来的。莫先生在文末还说:"这样的好东西(指某酒),当用一种庄严的心态来细细品尝,狂喝滥饮,无异于暴殄天物"。原来连喝三杯、连打三圈的狂喝滥饮,只是暴殄天物,并不是酒文化。

莫先生所说句句在理,到底是有文化之人。

健康良言

且不谈酒精对谈人健康伪的危害,单说酒文化,如今中国的"酒文化"、实在是没有文化。

关于饮酒与健康的是非曲直

"少量饮酒有益健康"是如今对饮酒一事很普遍的认识。这句话有两层意思：一是不能多饮酒，多饮酒不利健康；二是可以少饮酒，少饮有益健康。不利与有益的关键是量。不过问题也就出在这个量字上，"有益"的"少量"是多少呢？"没有量就没有效"是科学的原理，达到有益，至少要多少量呢？这个量人体能接受得了吗？问题多多。

酒，是一种世界性的饮品，除了一些因宗教信仰而禁酒的地区以外，世界各地无分欧亚美非，无不有饮酒之人。如今的中国人大多不信宗教，政府之于民众，除了禁止"酒驾"之外，并无其他禁酒的条例，而随着经济的发展，在"酒文化"的幌子下，中华大地一片"泽国"。以致被世界卫生组织列为西太平洋地区"酒精危害的重灾区"。不过这一说法，并未引起国人的重视，甚至可能觉得不屑一顾，因为饮酒是一种"文化"，没有文化的什么组织何能置喙？

我等"文化"不够，所以只能从医学的观点来讨论一下饮酒与健康的关系。

饮酒与健康,是一个复杂的话题,首先,酒是一种包含多种成分的液体,各种酒类,除了酒精即乙醇,是必有的成分(用甲醇勾兑的假酒例外)以外,所含有的各种成分并不相同。而各种成分对人体的健康影响也各不相同。人也复杂,一是各人对酒的耐量不同,二是酒中某物或对某一器官有利时又对另一器官有害。

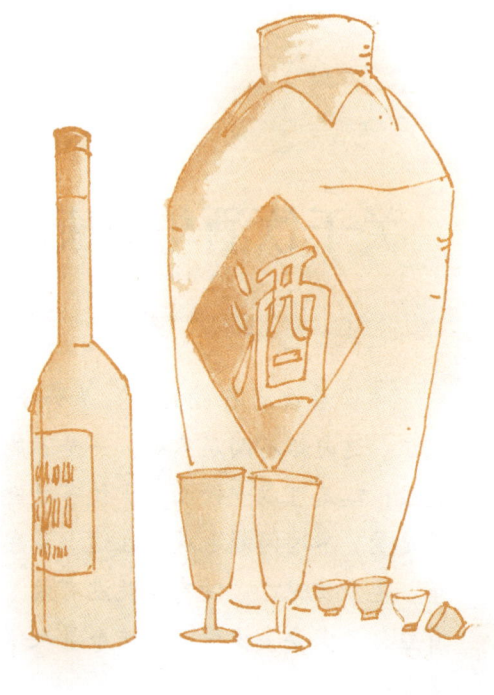

所以即使从医学的角度来说,似乎也难有绝对的结论,不过,虽说如此,但基本的观点还是有的。

先说肯定的事:饮酒伤肝。酒精被吸收后,乙醇在肝脏中"乙醇脱氢酶"的作用下,演变为乙醛,乙醛再在另一种叫做"乙醛脱氢酶"的作用下,演变为乙酸,再分解为二氧化碳和水,经呼吸和排尿排出体外,需要注意的是这代谢过程的中间产物乙醛,恰恰是一种肝毒性物质,能损害肝细胞,导致酒精性肝病:包括酒精性脂肪肝、酒精性肝炎、酒精性肝硬化乃至肝癌。当然,乙醛脱氢酶能转化乙醛,消除其对肝脏的毒性作用,但人体的乙醛脱氢酶能力有限,饮酒量稍大即应接不暇。更何况据研究,东亚地区的人如我国人,此酶活性(即能力)不强,稍一饮酒便面红耳赤，便是乙醛浓度已在血中升高之像。

再说也是肯定的事：饮酒伤胃。高浓度的酒，直接刺激胃黏膜，使之充血、水肿，实际上是引起了急性化学性胃炎，可能导致胃出血。低度酒大量豪饮，也会导致急性胃扩张，引起呕吐，剧烈的也可引起胃出血，甚至食管下端黏膜撕裂出血。饮酒伤脑。饮酒稍多，人即兴奋了起来，但却是语无伦次、有失常态。其实，非是兴奋，而是高级神经活动受到抑制、低级神经活动胡乱释放的结果。即或稍后清醒过来，也大多头脑胀痛，即是脑组织水肿尚未完全消退之故。不但酒醉伤脑，近有报道，有人追踪调查经常饮酒者，每次饮酒之量虽不致醉，但每日饮酒或经常饮酒，年长之后，老年痴呆、帕金森综合症（一种能引起不自主抖动的病征）等的发病率皆明显高于不饮酒或不经常饮酒者。

饮酒与癌症的关系也引人注目。早在20世纪70年代初，上海肿瘤研究所的流行病学专家即发现：患肝炎后继续饮酒者，肝癌发生率高，因此认为酒精为促癌物质。但近年的医学研究报告则指出酒精为肝癌的"独立致病因素"。"独立"的致病因素即：即使没生过肝炎，单是喝酒也会喝出肝癌来，也就是说酒精不仅是促癌物质，其本身即有致癌作用。也不仅是肝癌，在食管癌、胰腺癌的研究中都发现：嗜酒者此类癌症的发生率皆高于不饮酒或很少饮酒者。而在乳腺癌的研究中甚至发现：少量饮酒，注意，不是大量，也会使妇女的乳腺癌发生率增加。

酒精不仅伤肝、损脑、害胃，酒精对心脏也同样是有害的。酒精可引起心律、即心脏跳动的规律失常。酒精还能损害心肌，导致扩张性心肌病。

但是就在对心脏的问题上，"挺酒派"打开了缺口。因为酒不等于酒精，用来作为饮料的酒不是化学实验室里的酒精。酒里还有别的成分，这些成分里就有对心脏有益的。说得最多的便是红葡

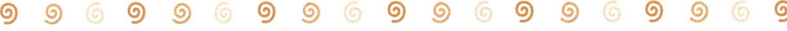

萄酒里所含的多酚类物质中的原花青素，甚至直指为白藜芦醇。此物主要含在葡萄皮与葡萄籽中，而红葡萄酒系连皮带籽一起酿造的，故含此物。20世纪90年代初，有人研究发现白藜芦醇可提高人体内"高密度脂蛋白胆固醇"水平。高密度脂蛋白胆固醇，即俗称"好胆固醇"的那种胆固醇。这种胆固醇体积小，能自由进出动脉粥样硬化的部位，甚至能将动脉粥样硬化部位的脂质"带出来"，而减轻动脉粥样硬化，也即俗说"软化血管"的作用。甚至还有人提出一个"法兰西悖论"的说法，谓是法国人所食奶酪之类甚多，脂肪饮食绝不少于欧美其他各国，但冠心病却较少。即因法国人多饮红葡萄酒之故云云。不过"反酒派"则指出：由于红葡萄酒中白藜芦醇含量有限，欲达此疗效，必需大量饮用，如是则肝脏必遭酒精损害。说到此处，必定会想到能否从葡萄皮、葡萄籽中直接提取白藜芦醇，多多地加入葡萄酒中，或是干脆做成药丸吞了下去？据说美国一家著名药厂曾以为是蕴藏着的商机，斥巨资研究多年，惜乎至今仍无收获。当然，除白藜芦醇外，在红葡萄酒中被提到的另一化合物名槲皮黄酮，与白藜芦醇同属于原花青素一类，它们都有一定的抗氧化作用，理论上可以延缓衰老；有一定的抗凝作用，可能有减少血栓形成的作用，甚至还有研究提到红葡萄酒有提高对胰岛素的敏感性，而有预防糖尿病的作用。不过，也有医学研究指出：抗血小板作用过度，会增加脑溢血的风险；而将在小鼠身上研究预防糖尿病的作用推算到人，则每人每天约需喝下1000毫升红葡萄酒，事实上并不可为。

不过一些"挺酒派"也常引用一些流行病学资料，表明适量饮酒者其心脏病，指冠状动脉粥样硬化性心脏病的发生率与病死率较低，不但低于饮酒过量者，也低于完全不饮酒者。而且这一现象似乎与酒的品种无关。所以"少量饮酒有益健康"之说，如今十分盛行。考其依据，大多源于流行病学调查结果，尚无深入可靠的理论研究作为基础。当然，亦有反酒人士指出，如今多数"少量饮酒"者，大多有稍好的经济条件、一定的知识水准，也多数是有较好健康意识者。他们的饮食结构或较合理，或许也较注意运动，一旦生病，医疗条件或许也好些。冠心病的发生率与死亡率较低，也未必是"少量饮酒"的结果。

不过适量饮酒能使人心情愉悦，也是好事。所谓健康也应包括精神健康，心情愉悦亦应为个中之意。其实世上之事，好坏、利弊，也常在于一个"量"字。"少量饮酒"的这个量如何判定，众说不一。有人曾汇总分析逾百份研究资料，将能获益最大而危害最小之量订为：成年男性每人每日摄入酒精之量应不超过24克，女性应不超过12克。此外，还有两条附加说明：一是不提倡以饮酒之法来"保护"心脏，因需考虑酒精对其他器官的不利影响。二是女性，尤其有乳腺癌家族史者最好不饮酒，因研究资料显示即使少量饮酒也增加患乳腺癌的危险。

过量饮酒，会"酒令智昏"，但人是理性的动物，对于酒，只要尚未"昏"者，都应该能理解饮酒的利弊，作出正确的抉择。

健康良言

健康学界主流的说法是最好不饮酒，实在要喝酒，也只能限于偶尔与少量。要说怎么"有益健康"实在也勉强得很。

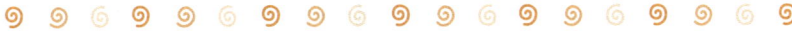

警惕"杯中之物"的致癌作用

喝酒伤肝,尽人皆知,酒精致癌则恐少有知晓。近年的科学研究则已揭示:饮酒与吸烟一样也有致癌作用。尽管饮酒致癌的发生率不如吸烟高,但我国酒民5亿,更多于烟民,其危害岂能小觑。

虽然有吸烟可以减肥或是预防抑郁症之说,但有识之士大多认为必是烟草公司的宣传,或是烟草公司出钱赞助的研究结果,因为"吸烟有害健康"已有共识。烟草公司没法,只好去赞助什么"中草药香烟"之类的研究,大约本以为在我国一旦冠以"中草药"之名,往往容易获得认同,孰料"中草药香烟"之研究,最近亦遭挞伐,连中医专家亦不伸援手。因为一旦燃烧,中药之四气五味尽失,何效之有?

尽管控烟在我国尚很不成气候,但"吸烟有害健康"已成共识,是值得庆幸之事。比之于烟草公司的窘境,酒业公司暗中窃喜,因为他们的业务却正在大展宏图:铺天盖地的酒业广告、堂而皇之酒厂赞助,使中国东西南北,尽成泽国,据说一年喝掉的白酒,已足注满两个杭州西湖。酒能在中国如此之张扬,因为酒业找到了一面"酒文化"之大旗为之作长。酒肆之横匾"太白遗风"便有如此暗示：喝了我的酒，便如李白一般大有"文化"了。于是酒业公司日进斗金，不过文化部门似乎未有多少收获，到是卫生部门的医院分得了一杯残羹。因为酒精性肝病、酒精性脑病需要药物治疗，酒精性肝硬化甚至需要手术换肝。据某省卫生部门报告：该省患酒精性肝病者，已占人口的4.34%，又有某省级医院报道：酒精性肝硬化在所有各种原因造成的肝硬化中的比例，已占24.0%，几为1/4。

酒精伤肝，久已知之，酒精损脑，喝醉酒即不省人事，当然亦早已知之，不过，喝醉酒还会醒过来，当然亦有就此醒不过来的，但毕竟是少数，人们也就不以为意了。近年有研究报告，谓是长年饮酒者，老年痴呆及帕金森病较诸不饮酒或偶饮酒者，明显为多，是酒精性脑病之例证。不过犹如对吸烟引起老年慢性支气管炎一般，对于此等慢性之结果，人们"眼不见、心不烦"。吸烟之所以令人瞩目者，恐还在于吸烟会引起癌症。其实，饮酒也并非与癌症无关。

二十世纪六七十年代上海市肿瘤流行病学家在市郊的崇明县研究发现：曾患乙型肝炎而病后继续饮酒者其肝癌之发病率高出病后不再饮酒者2倍，故以酒精为乙肝病毒致肝癌之"促进"因素。不过其时经济拮据，农民也不过时而饮点家酿的、低度的"老白酒"罢了，如何比得上如今嗜酒者的架势？果然，近年国内、国外皆有了并未曾患肝炎，只是饮酒而招致肝癌的报告。并有研究报告显示饮酒除肝癌外，还与口腔癌、喉癌、食管癌、胃癌、胰腺癌、膀胱癌、乳腺癌等等，亦皆有明确的关系。如此，这酒精已非"促癌"因素，而是"致癌"物质了。

最近有一份研究报告说：1991年我国男性饮酒率(指喜欢喝点酒的人)为35.1%、女性2.6%，如今已分别上升为39.6%与4.5%。

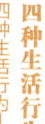

以致在中国癌症的"归因"(即追究其原因)研究中,酒精已占4.4%(男性为6.7%、女性为0.4%),亦即中国之癌,近4.4%系因饮酒引起。若以我国每年新发癌症270万例计,则我国每年有11.8万人因饮酒而致癌。而且专家估计,由于酒精致癌作用的滞后性,即使今日开始限酒,至少15年内这一数字还必将有增无减。而如若仍无控酒意识,则将遗害更久。

其实作为饮料,酒并不可口。嗜酒者多为图饮后所致之欣快感而饮。久之,形成"酒精依赖",一如吸烟者形成"尼古丁依赖"一般。不过专家们认为"尼古丁依赖"戒断时确会引起一些生理上的不适反应,而"酒精依赖"则主要是些精神上的依赖,所以欲戒除酒精依赖更多的是要靠人的意志的力量。而意志源于认识,我国如今对饮酒与健康关系的宣传十分扭曲,广大民众听到的甚至竟然都是些"少量饮酒有益健康"、"红葡萄酒能软化血管"之类的不实宣传。不能不让人怀疑在这背后的利益推手。

世界卫生组织明确指出:"最好不饮酒",便是出于对酒精与人体健康的综合影响,包括对酒精伤肝、损脑、致癌作用的综合考虑。

健康良言

喝酒本是图个高兴,结果喝出个癌来,怎不令人感慨世事之难料。

运动乃良医

> 过去多的是感染性疾病，病因是细菌、病毒之类，预防之法是讲究清洁卫生。如今之病则多与人之生活行为相关，甚至称为"生活方式病"。预防之法为摒弃不良生活行为。今人之不良生活行为中"多吃少动"常受诟病，许多疾病与之相关。所以追求健康之人应有合理之饮食，积极的运动。

如今危害民众健康的主要疾病是一些如心脑血管病、糖尿病、癌症、慢性呼吸道疾病等慢性病。全世界的发达国家皆是如此，一些发展中国家，如我国，在疾病方面也"发展"到了这一步。据报道：此类慢性病后果严重，已占我国人口死因的85%。

慢性病可治，但难彻底治愈，最好是预防。预防疾病需明确其病因，方能作出针对性措施。现已查明：慢性病的发生有病人体质方面的"易感"因素，即对致病因素较别人更易接受。但关键还是致病因素本身。这些致病因素绝大多数都在人们的生活行为之中。此说固让人们不安，然而，亦正是告诉人们此类疾病可以预防。

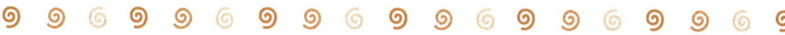

众所周知，脂肪摄入过多、吃得太咸，与动脉粥样硬化、高血压有关，而动脉粥样硬化、高血压则是心、脑血管病如冠心病、心肌梗死、脑卒中、脑溢血的基础。吸烟、酗酒与癌症关系密切。而多吃、少动则是糖尿病的诱因。

别以为这糖尿病只是小便里有些糖，或是血糖高一些罢了。糖尿病损伤血管，加重动脉粥样硬化，促发心脑血管病。近年的研究又证明糖尿病与癌症亦有关系，糖尿病患者中胰腺癌、肝癌、乳腺癌、肠癌、前列腺癌、子宫内膜癌明显增多。故欲防控心脑血管病、癌症，就得防控糖尿病。糖尿病有一定的遗传背景，而发病的主要因素则是"多吃、少动"。故欲预防糖尿病，得反其道而行之，即"少吃、多动"，也就是通常说的"管住嘴、迈开腿"。

"管住嘴"固然是重要的，但空间有限，饭也还得吃，营养也需要。所以"迈开腿"就更显得重要了。迈开腿，只是"运动"的一个代名词，运动不仅仅局限于走或跑，当然走或跑确实也是很好的运动方式。运动的作用，还不仅在于预防糖尿病，运动能加强心肺功能、促进新陈代谢，运动使人动作利索、关节灵活，运动还能愉悦身心、预防抑郁症。故运动医学界最近提出一个响亮的口号："运动乃良医。"曾任美国运动医学会主席的罗伯特·萨利斯博士说："假如你只能做一件事改善你的健康，那么这件事就是运动。"老外用的是倒装句，直说就是"运动是改善健康最佳之法"，也就是"运动乃良医"的意思。

那么，如何运动？从运动医学的角度看，有益健康的运动是指有若干大块肌肉参与的，可以增进心肺功能，促进新陈代谢和改善神经内分泌调节的动作。也就是说需要有一定的强度。如果仅仅是动动关节、扭扭头颈的"活动"，则恐除活动关节外，其他有益作用不多。当然这里强调的是需要有一定的量，能达到这个量的活动,如做家务、上楼、步行都可以,并不强调一定是进行特定的体育锻炼。

达到怎样的量,才是适合的运动呢?我国卫生行政部门发布的《中国成人身体活动指南》中提到一个叫"千步当量"的估算方法:以每小时4千米的速度,行走10分钟(约1000步)为一个"千步当量"。《指南》推荐一般成人每日应有6~10"千步当量"的运动。若采取慢跑或游泳(中速)作为锻炼的,则3分钟为一个"千步当量",即推荐每日慢跑或游泳(3乘6~10)18~30分钟。负重快走5分钟、体操6分钟、骑车(中速)7分钟、拖地板8分钟为一个"千步当量",每天的"运动"推荐为6~10"千步当量",则不难算出各应进行多少时间。

每天推荐为6~10"千步当量"的"运动",是对"一般"成人而言的。肥胖者需减肥,恐每日至少需10个"千步当量"。老年人,若年轻时无运动基础的,则可减少些。慢性病发生并发症的,或暂不宜运动。总之,提倡运动,并强调运动需有一定的量和持之以恒,但也需"因人而异"和避免运动伤害。

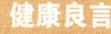

健康良言

据研究:运动能使乳癌的发病风险下降50%、结肠癌下降60%、痴呆下降40%、心血管病下降40%、脑卒中减少27%、糖尿病的发病风险减少58%。有何"良医"可比?

关于冬季长跑之事

跑,是在陆地上生活的哺乳动物的本能。如今跑步成了一种运动,民众亦可藉以强身健体。严寒的冬季,一群人冒着凛冽的寒风或者飘然而下的雪花,穿着轻便的服装,口中呼出热气,精神抖擞、容光焕发地跑过,也着实令人欣美。不过冬季长跑,并非人人皆宜。

最近因为马拉松比赛中有运动员猝死之事,引发了人们对于长跑的议论,还有的学校因此取消了长跑运动。其实,跑,是在陆地上生活的哺乳动物的本能。远古时代的人,要打个野兔子充饥,不能"守株待兔",必须得跑。要躲避猛兽袭击也得跑,不然就一命呜呼。到了近代,人们是不必依靠"跑"来求得生存了。不过人们也发现长时间坐着不动,也会"坐"出病来,于是就有关于运动的提倡。虽说现代意义上的运动,起于古希腊,但是真正认识到运动对于健康的好处,实是在近代。生产力发展了,人们丰衣足食了,体力劳动,乃至日常生活中的体力活动都被免除了。人们开始发胖,血压逐步上升,血糖渐渐增高,动脉变得硬化,心脏也少了血液的滋养。人这才想起伏尔泰说过的话:"生命在于运动。"

做什么运动好?据说游泳是最好的运动,所以国外的富人家里都有私家游泳池,国人多数尚未具备。打高尔夫不错,阳光、草地,有益身心,不过收费太贵。打球要有"同好"参与,一个人打不起来,再说,也得有个场地。打拳、做操可以自己做了,不过一招一式也要有个老师教一教。跑步乃人之本能,可以无师自通、自由进行、不用花费……

一般而言跑步,尤其长跑,适于中青年人,老年人中有运动基础的也行。跑步是一种全身运动,若非百米赛跑,也是一种"有氧运动",即导致呼吸加快,多吸进些氧的运动。跑步不但锻炼了肌肉,增强了心肺功能、增加神经系统的协调性,由于血液循环加速,吸入氧气增加,也促进了人体的新陈代谢,消耗了多余的能量,减少积累的脂肪,对于预防肥胖、高血压、糖尿病乃至心脑血管病大有裨益。

不过,跑步作为一种运动,也须要有一定的身体条件作为基础,比如患有明确的心肺疾病,未能控制的高血压病,神经系统疾病导致运动功能失调的,以及一些消耗性疾病尚未康复的患者自然不适合跑步,甚至不适合运动。急性病如发热、感冒、腹泻之类也应休息。至于长跑,那就不只是须要基本的身体条件,还要一定的体育锻炼的基础了,当然,基础是要逐步建立的,比如长跑的路程和速度,都应该循序渐进、逐步增加。

而且若是为了强身健体,也不一定追求达到什么程度,通常能够达到"三、五、七"即可以了。所谓三即一次跑30分钟,当然,能多跑些也好;五是指每周至少5次;七是说跑步之后每分钟心跳数,大致可以170减去年龄数为准,如40岁者宜130、60岁者宜110等。对于以健身为目的的运动爱好者来说:运动之后休息10分钟左右即可大致消除疲劳,说明这运动量是适合的。若运动后

感到心情愉悦，第二天还有运动的愿望，那就更是好了。

冬季气候严寒，在寒冷的环境中，做长跑锻炼更要多加注意。虽说跑步无需过多设备，但一双适合的鞋甚为重要，冬季多雨雪，这鞋不仅应该适脚，还需防滑。初跑时勿受凉，需略多穿点衣帽，觉着热后酌情脱去。故衣物之易于穿脱及携带，宜有准备。"闻鸡起舞"，国人向来推崇清晨锻炼身体，以为勤奋之意。实则清晨太阳出来之前，空气缺少对流，并不新鲜。更何况夜间睡眠，身体各器官的功能多处于低水平状态，此时起床运动，一时恐难适应。许多高血压病患者一天之中以早晨血压最高，更应注意。尤其冬季严寒，人突然接触冷空气，体内的交感神经容易兴奋，使心跳加快、血压升高。故长跑运动的时间以上午10~11时，下午4~5时为好。当然，上班族可以另觅时间，但总以避免清晨为宜。

总之，长跑是一种简便易行的运动，做得适当有益健康，但作为一种运动也非人人皆宜。

健康良言

相对而言，长跑在程度上稍嫌剧烈，故宜于有一定运动基础的人，若无基础者从头做起，则须循序渐进，不可操之过急。而在冬季长跑，则更应多加注意。所谓"因人而异"、"因时制宜"是也。

走路，中老年人适合的运动

> 有人说："走路是最好的运动"，这是不错的。不过"胜似闲庭信步"式的走路怕是不行。走路也要有一定的量，这量叫"三、五、七"，若能持之以恒，对中老年人来说，也是适合的运动，对无运动基础的中老年人而言，则可能是最好的运动。

法国大思想家伏尔泰说过：生命在于运动。其实运动是世间万物的基本规律，生命当然也不例外。生物体的生命生生不息，"不息"，就是动。不过这里将要讨论的是人体的体育运动。

最近我国北方某大城市报告：该市18~79岁的常住人口，即成人吧，体重超标的占36.5％，达到肥胖标准的占21.1％。常看到媒体报道，在一些欠发达国家，人们骨瘦如柴，当看到他们因为消瘦而显得大、因为饥饿而无神的眼睛时，我们常常庆幸我们这个泱泱大国的国民总算衣食无忧了。不过曾几何时，我们的国民1/3以上已经超重了，十个人里就有两个胖子了。不单是胖的问题，血脂异常的人竟占了50.5％，一半以上！结果更麻烦了，据该市卫生局调查：成人中患高血压病的占33.8％，患糖尿病的占8.9％。

一个超过1/3,一个几近9%,而脑卒中也占到1.5%。这一连串的数字向我们揭示了一个事实:超重、肥胖招致血脂异常、高血压、糖尿病,即医学上称为"代谢综合征"的一系列病症。

那么为什么会超重、肥胖呢?固然,这与遗传有点关系,但主要还是在于"多吃、少动"。如今经济发展,生活改善,多吃是必然的了。当然,营养丰富有益健康,但过犹不及,摄入过多,消耗不掉,便会以脂肪的形式在体内贮存。于是超重、肥胖。这里又涉及到一个"消耗不掉"的环节。君不见,如今不但生产劳动多已机械化、自动化,即使日常生活也是出门有汽车、上楼有电梯、烧饭有电饭煲、洗衣有洗衣机,几乎凡费点力气的

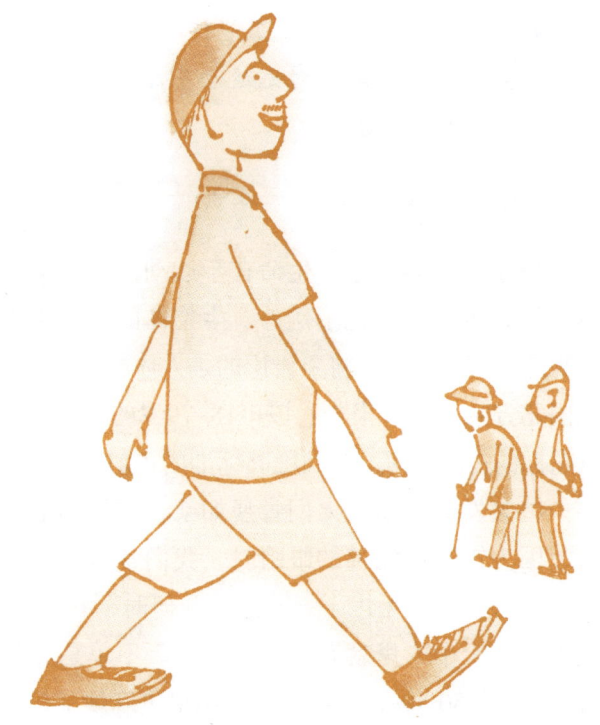

活都有这些机器代劳了。这个"多吃少动"的问题如何解决？少吃点，也是提倡的，但节食的空间终究有限。多动，倒是应该多多加强的。可惜的是，该市的报告说该市缺乏体力活动的人占51.3%。虽不能说这些问题都是因此造成的，但缺少体力活动确也是重要的诱因。

生产过程的机械化、自动化已经不可逆。上班不能不乘车，不然会迟到；上高楼全靠走，据说对膝关节不好；洗衣全手工，没那工夫。所以增加体力活动的办法应该是通过体育锻炼。

体育运动依目的分，可分为竞技体育与健身体育，民众所需要的自然是健身体育。依运动部位分，可分为全身运动与局部运动，民众健身自应多做全身运动，使身体的各个部位都活动起来。因此，打球、体操、游泳、打拳、跑步等都是很好的健身运动。这其中，据说游泳最好，所以西方富裕的人家都有自家的泳池。打球需要有对手，也需要有设备、场地。打拳、做操，有点空地就行。跑步也是一种很好的全身运动，对于缺少运动基础的人，尤其是对中老年人而言，其实走路也是一种很好的运动。

走路，是动物与生俱来的本能。人的一生也不知要走多少路。只是现代许多人不怎么走路了，这才想起走路的好处。走路是生来就会的，不用请教练，除了需要一双适合的鞋，走路无需设备、条件。所以有人说："走路是最好的运动。"不过，这句话应该这样说：对缺少运动基础的中老年人，走路可以说是最适合的运动。

要强调的是：若将走路作为运动，也需要达到一定的量，方才有效。"量"和"效"的统一，是基本的科学原理，没有量，就不会有效。对于健身运动，常提到"量"的要求，有"三、五、七"之说：即每次运动应不少于30分钟，每周运动不少于5次，运动后每分钟心率相当于170减去年龄。这对于健身运动应达到的"量",应该是一个很好的表述。每次30分钟,是对运动量的基本要求,由于健身运动一般皆较缓和,因此需要稍长的时间方能达到锻炼肌肉、增加心肺功能、促进新陈代谢之类的目的。每周至少5次,是说运动是应该持之以恒的,只有坚持不懈方能有效。运动后心率的限定是双向的,太慢,运动后"面不改色、心不跳",说明运动量太小,作用不大。太快,说明运动过于剧烈,"上气不接下气",身体反而缺氧,于健康无益。这个"170减年龄",因人而异,应该说是很科学的,当然,只适用于没有严重疾病的人群。

糖尿病专家说预防糖尿病的方法就只两条:管往嘴、迈开腿。其实,预防肥胖、脂肪肝、血脂异常的法子也是这两条,甚至治疗脂肪肝主要也靠这两条。

健康良言

若以走路为运动,应该"昂首挺胸、大步流星"地走,至少走上30分钟,心跳快点起来、出点汗,只要能持之以恒,一定有益健康。

为了健康,让我们走路去吧!

两双鞋，走向健康

近年来运动鞋渐入时尚之列，穿着之人看上去让人觉得轻盈，多少有了些健康之美。有趣的是，在一个全国慢性病管理的学术会议上，有关部门却也提出了一个叫做"双鞋行动"的倡议。建议上班族除了准备上班时穿着的皮鞋外也购置运动鞋，以便上下班走路之用，以增加身体的活动。在这个会上提出，目的自然是预防慢性病。

如今科技进步，心脑血管病、糖尿病、癌症、慢性呼吸道疾病等慢性疾病都可治疗，但这些疾病较难彻底治愈。因此，最好是预防。现已查明：引发此类慢性病的致病因素大多数都在人们的生活行为之中。

众所周知，高脂肪、高盐的摄入与心脑血管病的发生有关，吸烟是许多癌症与慢性呼吸道疾病的病因，嗜酒会引发肝病与癌症，而"多吃少动"则易引发糖尿病。这些病因还相互关联，如多吃少动亦是心脑血管病的诱发因素之一，多吃少动还与大肠癌、胰腺癌、胆囊癌、乳腺癌、子宫内膜癌等有关。因为多吃少动会导致脂肪代谢的紊乱，而心脑血管病与一些癌症皆与脂代谢紊乱相关。

吃，摄入能量，供身体活动的需要。动，消耗能量，两者本应平衡。多吃少动的结果是热量结余，转化为脂肪，以致发生肥胖，进而引发糖尿病、高血压、脂肪代谢紊乱。吃是营养素的来源，人不可能不吃东西，当然需要适当控制，但问题的关键是现代人需要适当的运动，以平衡能量的收支，不使有结余。

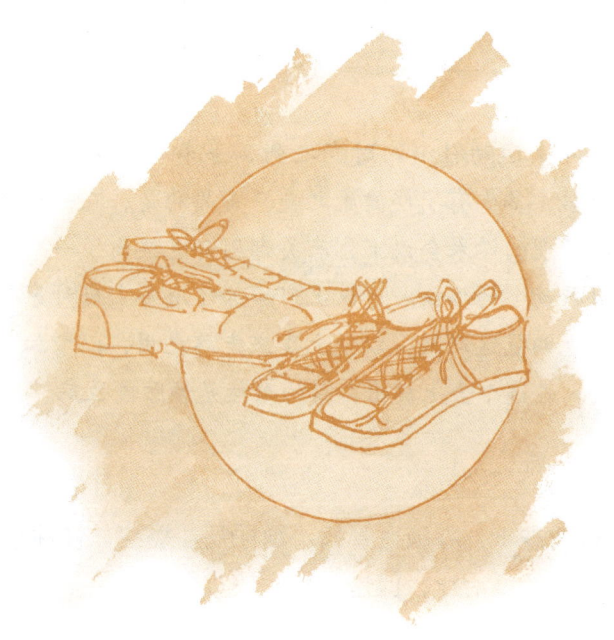

据最近召开的第四届中国慢性病管理大会透露：目前我国88%的成年人运动不足，"少动"已经成为超重、肥胖和导致心脑血管病、糖尿病等慢性病的重要危险因素。因此在会上国家卫生计生委疾病预防控制局发布了倡导职业人群"吃动平衡 双鞋行动"的倡议书，这一倡议是卫生计生委、体育总局和中国记协主办的"中国健康知识传播激励计划"项目2013年的重要内容。重点在于对职业人群的健康行为的倡导，建议上班族准备一双上班用的皮鞋和上下班走路的运动鞋，从增加身体活动开始，预防慢性病。

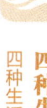

虽说心脑血管病、糖尿病等多见于中老年人，但究其根源却多在中青年时期埋下隐患。中青年时期的多吃少动，是中老年人心脑血管病、糖尿病等多发的原因，何况如今这些慢性病甚至在中青年时期已经发作，即所谓年轻化的趋势。向广大职业人群发起"双鞋行动"的倡议，目的是呼吁上班族利用上下班时间多步行、少乘车，改变生活方式，增进健康。

运动一事应因人、因时、因地制宜。年轻人可能运动的强度需要大些，比如最好能跑步；早晨上班可能时间紧迫需要乘车，那么下班可以多些步行；若是交通繁忙之处空气质量不好，不如晨起或是傍晚在自家小区附近运动，当然，在健身房运动也行。

"双鞋行动"只是一个象征性的提法，若有条件，游泳、打球、拳操等亦皆是可取的运动方式。从运动学的理论来说，如能再加些肌肉力量的训练，如"俯卧撑"、"仰卧起坐"、哑铃、拉力器等的锻炼则更好。

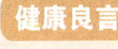

"双鞋行动"的关键是"动"起来，而且要持之以恒。

高血脂,一个不准确的说法

> 一个调侃的段子说:"职位不高血压高、工资不高血糖高、存款不高血脂高。"这高血压、高血糖、高血脂的"三高",如今已是耳熟能详之词,甚至在一些医学普及读物中亦比比皆是。其实这"高血脂"的说法并不准确。

"高血脂"是化验的结果。在通常的化验检查中关于血脂的项目有:胆固醇(简写为TC)、三酰甘油(TG)、高密度脂蛋白(HDL)、低密度脂蛋白(LDL)、非高密度脂蛋白(no-HDL)、载脂蛋白A(Apo-A)、载脂蛋白B(Apo-B)等。胆固醇、三酰甘油与动脉粥样硬化的关系已经被关注了近百年,近20年来欧美国家大力推进控制血脂的"胆固醇"计划,使动脉粥样硬化减轻、冠状动脉硬化性心脏病死亡率下降,则又反证了其间的关系。胆固醇与三酰甘油在血液中随血液流动,胆固醇的生理功能是参与细胞膜的合成,提供性激素、肾上腺皮质激素等激素合成的原料;三酰甘油的功能则是提供身体活动的能量。不过它们是油性的分子基团,而血液是水性的液体,油水并不相融。所以胆固醇、三酰甘油必需与蛋白质结合在一起,才能由血液输送到全身各处,犹如货物必须由船运载才能到达彼岸一样。这个胆固醇、三酰甘油与蛋白质的结合体名为脂蛋白。脂蛋白大小不一。在一定的容积中,体积大的物体数目必定就少,即密度

√ 高密度脂蛋白胆固醇(HDL-C)
X 低密度脂蛋白胆固醇(LDL-C)

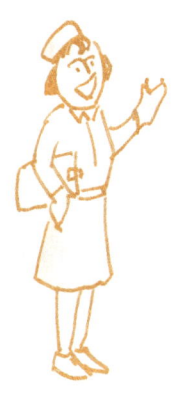
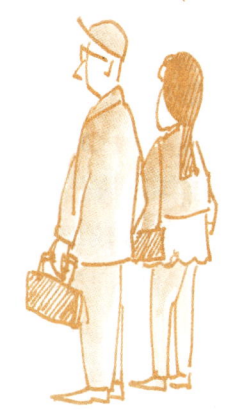

低,反之则密度高,所以就有了高密度脂蛋白、低密度脂蛋白之说,至于非高密度脂蛋白,本来非高即低,不过此处是指比通常低密度脂蛋白密度更低的极低密度脂蛋白与乳糜微粒。若血中过多,在抽出的血中甚至可以看到油光光的样子。

　　人体的动脉,大致上分三层,犹如棉袄的一只袖子,这袖子的最里层,在动脉血管中称为"内皮",是由单层细胞构成的。细胞与细胞之间自然有些缝隙,正常情况下仅容体积小的如高密度脂蛋白透入,但内皮之下有一层纤维板,透入之高密度脂蛋白并不能穿透它,好在它的体积小,进得来也出得去,倒也罢了。但如因炎症、吸烟、高血压、衰老等因素,一旦内皮细胞损伤,这缝隙便会加大,于是体积大的低密度脂蛋白也得以挤了进去,这家伙体积大,一旦进来还不容易出去。对于动脉血管而言,它也是一个"异物",于是血液里的吞噬细胞也随之而来,将其吞噬,原本倒是身体组织一种清除异己的措施,只可惜这吞噬细胞并不能完全消化了它,吞噬了许多脂蛋白的细胞在显微镜下看起来成了泡沫样细胞,许多泡沫细胞聚在一起,将动脉血管的内皮

顶了起来，形成"粥样斑块"，阻塞了血管，这些大量的含了脂蛋白泡沫细胞，人的肉眼看上去像粥一样，于是称之为动脉粥样硬化，民间简称动脉硬化。动脉粥样硬化影响了血液的流量，于是心、脑、肾等器官血液供应不足，日久功能衰退，于是冠心病、脑供血不足、肾功能不全……逐步发生。尤糟糕的是这些"粥样斑块"一旦破裂，其中所包含的大量脂蛋白便顺流而下，阻塞下游较细的动脉。而且这动脉内皮层一旦破裂，身体还会启动凝血机制，于是血小板、纤维素聚集成为一个血块，也随之而下，在动脉血管中形成一个血栓，堵塞心脑血管，于是心肌梗死、脑梗塞突然发作……

　　看来这问题出在胆固醇、三酰甘油，更出在这低密度与更低密度的非高密度脂蛋白，而与高密度脂蛋白却似乎无关。岂止无关，研究发现高密度脂蛋白高者，动脉粥样硬化反轻，甚至还有研究发现这高密度脂蛋白还能减少"粥样斑块"。如此说来，这脂蛋白应该一分为二，对动脉粥样硬化而言：高密度脂蛋白减轻动脉粥样硬化，而低密度脂蛋白促成动脉粥样硬化。前者好，后者坏。故民间便有了"好胆固醇、坏胆固醇"之说。其实胆固醇本身并无好坏，关键在于运送的形式，用大船装的挤坏了别人家的港口，抛锚在那里。用小船装的就没事，也许还会把港口的积压物质也运出来一些。而这船便"载脂蛋白"，载脂蛋白A船小，装些脂蛋白形成的是高密度脂蛋白；载脂蛋白B船大，装些脂蛋白形成的是低密度脂蛋白，和那种更大的非高密度脂蛋白。说到这里，看来对形成动脉粥样硬化而言，在血脂家族里有两个"好人"：高密度脂蛋白和载脂蛋白A，当然希望好人多了。所以把"高血脂"视为坏事，就有点好歹不分了。因此，如今正确的说法应该是"脂代谢紊乱"，即应高的低了，应低的却高了，乱套了。

　　问题不在于用什么名称，问题在于有什么法子把这些胆固醇、三酰甘油"全用小船装",装成高密度脂蛋白。如此,则既可大饱高脂肪饮食之口福,又可免动脉粥样硬化之危害,岂不两全齐美。可惜世事难如人愿。人体的脂肪代谢方式由人类的基因决定,生来如此。今后或许可以改造这些基因,但现在不能。当然,人在这个问题上也绝非绝对无能为力。有些药物可以降低血中胆固醇、三酰甘油的含量,有的药物能减少低密度脂蛋白、有的还能增加高密度脂蛋白。

人们能做的事是控制脂肪的摄入量,而且连得糖与蛋白质饮食也得控制些,因为若是摄入过多,超过人体的需要,它们也会转化为脂肪。再就是应该定期检查,如若发现脂代谢紊乱,经过饮食调控仍不能纠正的话,便应该使用些"调脂",即调节脂代谢的药物治疗了。

至于说到对脂代谢紊乱的饮食调控,当然首先是控制脂肪的摄入量。其次,尤其要控制动物性脂肪的摄入,因为除鱼外,其脂肪含饱和脂肪酸高,在人体内更容易形成低密度脂蛋白,即"坏胆固醇"那种东西。嗜酒及肥胖者肝脏制造的载脂蛋白B多,即那种"大船"多,自然也是不好。此外,更年期后的妇女及老人体内也倾向于容易形成低密度脂蛋白,所以中老年人对脂肪的摄入,更宜多加注意。

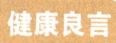

健康良言

凡事皆需"一分为二",血脂的高低也需"一分为二",原来高密度脂蛋白与载脂蛋白A却是"高些更好"的血脂成分。

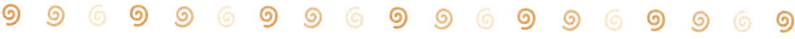

动脉好比是一条高速公路

> 血液在血管中川流不息,成了生命存在的基础。那鲜红的血液与鲜活的生命联在了一起,惹得诗人们浮想连篇,将这动脉之血管比作长江、黄河。我无诗人之雅兴,为说明这动脉何以会硬化,却愿将其比之为高速公路,尽管较之比为母亲河俗了许多。

人生命存在的象征,民间判断之法是看他还有没有呼吸,若是鼻孔不出气了,便谓之"断气"了,于是宣告死亡。也确有因呼吸微弱被误判的。医生高明了,中医要按脉,"脉息没了",说明心脏不跳了,至少心跳已不足以维持血液的循环了,于是宣告回天乏术了。西医更直接些,索性用听诊器听他的心跳,若心脏不跳了,自然是表示生命已经结束。尽管目前有以脑功能来判定生命价值的"脑死亡"之议,但能为人们普遍接受的还是看心脏还跳不跳。心脏跳动是血液循环的动力,血液循环则是生命存在的基础。

心脏与身体各部联络的桥梁是动脉,心脏将血液搏入动脉,输送至全身各部,滋养人体,经毛细血管汇入静脉再返回心脏,如此周而复始。所以这动脉血管之重要性实在不言而喻。有人将动脉血管比喻为长江、黄河,喻其中血流如江水之滔滔不绝,如中华民族之母亲河般重要。

不过人类发展到近代,这动脉血管却常会出些问题,严重的便会阻塞。一旦阻塞,如江河断流,下游之人必民不聊生。人体动脉阻塞则其供血之器官必无法生存。若下肢动脉阻塞,则下肢坏死,致人不能行走,若心、脑动脉阻塞,则必生命危殆。

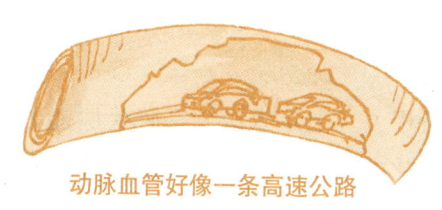

动脉血管好像一条高速公路

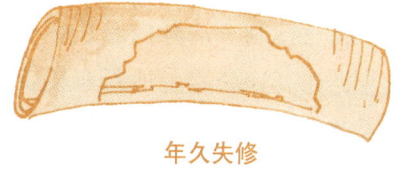

年久失修

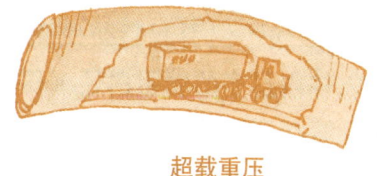

超载重压

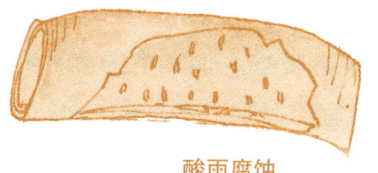

酸雨腐蚀

动脉之疾始于动脉粥样硬化,而动脉粥样硬化则与人体脂肪代谢紊乱有关。"血液中的脂肪过多,当然会阻塞了血管",许多人如是说。其实事情也并非这样简单,近年的研究注意到动脉血管最里面一层叫作"内膜"的病变才是动脉粥样硬化的始作俑者。脂肪类物质在血流之中,顺流而下,如何会沉淀下来?必定这内膜有了病变,脂肪才会沉淀,而且严格地说是钻入内膜之下"沉淀下来。犹如入高速公路路面损坏,汽车才容易抛锚一般。

那么,哪些是引起高速公路路面损坏,即动脉内膜损伤的相关因素呢?

目前已知的有:

一是与年龄相关。老年人组织新陈代谢能力减退,修复损伤的能力减退,动脉内膜易受损伤,犹如高速公路年久失修,是路面损坏的原因之一,所以动脉粥样硬化多见于老人。

二是高血压未能满意控制。动脉内膜长年受到血流的高压冲击,内膜自易损伤。犹如高速公路上所行车辆皆严重超载,自然压坏路面。故高血压者常合并有动脉粥样硬化,而动脉粥样硬化又使血管弹性降低,反过来又加重了高血压,两者互为因果。

三是糖尿病。这糖尿病不但引起脂肪代谢的紊乱,促成动脉粥样硬化,糖尿病人体内过多的糖蛋白还沉积在血管壁上直接引起血管内膜的损伤,犹如高速公路维修所用之材料皆属劣质次品,这路面岂能健全?糖尿病的许多慢性并发症大都源于血管的损伤。

再一个重要的因素是吸烟。烟雾中的多种有害物质进入人体,影响许多组织和器官的健康。单说其中的一氧化碳,此物进入人体血液中便与红血球中的血红蛋白相结合,形成碳氧血红蛋白或称变性血红蛋白,使血红蛋白丧失了输送氧的能力。不吸烟的人血中碳氧血红蛋白的含量甚微,一般不到血红蛋白总量的

0.5%，而烟瘾甚大之人，其血中的这种异常的血红蛋白甚至高出常人15倍之多，以致使红血球输氧能力下降，身体各组织缺氧。动脉血管内膜因缺氧而受损，再加上烟雾中许多有害物质的作用，犹如高速公路附近许多小化工厂造成环境污染，酸雨不断，这路面自然如受损一般，动脉内膜亦因吸烟而大受损伤。故吸烟者的动脉粥样硬化来得早，而且严重。

所以，欲预防冠心病、脑卒中，得先预防动脉粥样硬化，而预防动脉粥样硬化除了控制脂肪饮食外，还得从预防这动脉内膜的损伤入手。年龄增长是自然规律，固无法左右，但高血压与糖尿病是可以控制的，吸烟也应该是可以戒除的。而这些都是预防动脉粥样硬化、预防心脑血管病的关键。

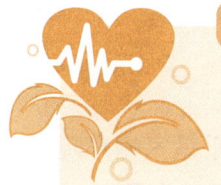

健康良言

治病必求其本，防病亦须求其本。预防动脉粥样硬化，不只是少吃脂肪。

知否粥样斑块

> 近年有一医学名词逐步为关心健康的人士尤其是中老年人知晓，即"粥样斑块"，亦有径呼之为"斑块"者。斑块为何物？为何引人瞩目？当从另一词——动脉硬化说起。

较之"粥样斑块"，动脉硬化一词如今几乎是家喻户晓了，因为发病率太高，而且如今严重危害中老年人生命健康的"冠心病"、"脑卒中"皆与之有关。医学知识多些的人还知道动脉硬化实则是脂肪阻塞在动脉里形成的，所以要预防动脉硬化便应该控制脂肪饮食。这一认识当然是不错的，控制脂肪饮食的摄入也是十分必要的。

动脉硬化其实是一个总称，包括动脉中层钙化、小动脉硬化等。与冠心病、脑卒中相关的称为动脉粥样硬化。"粥样"一词是形容动脉中积存的脂类物质，色白且软，犹如吃的粥一般。这些"粥一般的"东西阻在血管里，使血液循环发生障碍，于是发生冠心病、脑卒中。冠心病是"冠状动脉粥样硬化性心脏病"的简称，因冠状动脉血液循环障碍而产生的心脏病。而脑卒中的病理变化，便是脑动脉粥样硬化所形成的脑部血液循环障碍。

　　动脉的血管壁分3层，犹如一件棉袄的袖子，分面子、棉花、里子一样，这最里面的内膜还可以再细分几层，最里面的是一层单层细胞，就像人的皮肤一样，面对血液保护着血管的安全，所以也称为"内皮"。一旦这层内皮受到损伤，单层的内皮细胞之间的间隙加大，门户开放，一些脂质的成分便可能在血流的压力下被冲入内皮细胞之下，尤其是那些称为"低密度脂蛋白

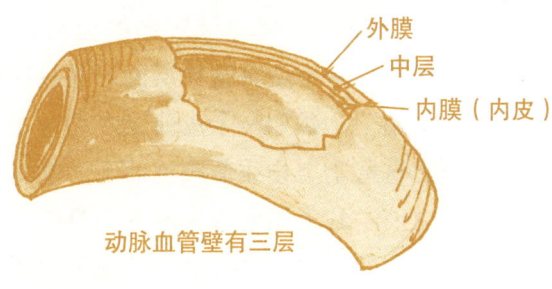

动脉血管壁有三层

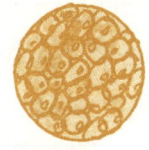

正常内皮细胞排列紧密　　受损内皮细胞间隙加大

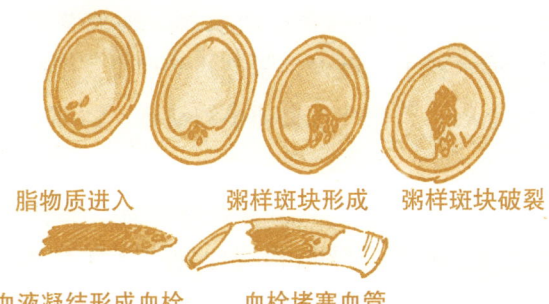

脂物质进入　　粥样斑块形成　　粥样斑块破裂

血液凝结形成血栓　　血栓堵塞血管

胆固醇"的，由于体积较大，常常在一定的压力下进得来、出不去。这些脂类物质一旦进入到人体组织中，人体内的吞噬细胞便会将其吞了进去，本意是消除异物，但大量脂类物质的涌入，吞噬细胞食而不化，一个个腰圆体胖，成了一肚子脂肪的"泡沫细胞"。血管内膜的里层有一层"纤维板"阻挡了这些含有大量脂质的细胞进一步内移，这些细胞只好堆积于血管内膜之中形成了动脉血管壁上的"粥样斑块"，这种斑块甚至突入血管之中，阻碍血液化循环。

这"粥样斑块"不但妨碍血液顺畅的流动，而且它实在并不牢固，因为它的顶层常常就是这单层的、而且往往是不健全的细胞形成的"纤维帽"。犹如一个皮薄馅多的包子，在血流的冲击下，一旦破裂，这些脂类物质便顺流而下。动脉血管是从粗到细的，最后是将血液送到毛细血管去滋养全身的。顺流而下的脂质便会突然阻塞下游的某些较细的血管，使冠心病、脑卒中突然发作。而且阻塞血管的不仅是脂肪，当"粥样斑块"破裂时还引发血液凝结，就如同皮肤破了一块，出血了，血液很快就会形成血块封住伤口一样，这本是人体的一种保护机制，但当"粥样斑块"破裂时，血液竟也凝结形成血块，与那些破裂出来的脂类物质夹杂在一起，形成了一个含有脂肪的血块，即叫作"血栓"，去阻塞下游的血管了。所以在心肌梗死、脑梗塞急性发作期，"降脂治疗"远水救不了近火，紧急的治疗是"溶栓治疗"，使血块溶解，剩下的脂肪被冲入更细小的动脉，而缩小心、脑受影响的范围。

如今医学诊断技术进步，血管超声检查便能获知颈动脉有无"粥样斑块"，心脏冠脉CT检查便能知晓有无冠状动脉"粥样斑块"，因此"粥样斑块"如今逐步进入人们的视野。理论上如果这些"粥样斑块"破裂，便可导致脑梗塞、心肌梗死，所以可以说这些"粥样斑块"实在是动脉粥样硬化引起脑梗、心梗的直接动因，确实也应该重视。当然也不必过于恐慌，因为如今的科学研究证明：这"粥样斑块"破裂的可能性，或称活动性，是与血脂中的"低密度脂蛋白胆固醇"的量呈正相关的，也就是说这"低密度脂蛋白胆固醇"越高，"粥样斑块"破裂的可能性便越大。因此，与其对"粥样斑块"惶惶不可终日，不如下点功夫来控制血脂。控制脂肪饮食，多些运动是其一；定期检查血脂，若这"低密度脂蛋白胆固醇"高，则需服用降脂药物，务使达标，以降低这"粥样斑块"破裂的可能性，是其二；而若同时还患有高血压、糖尿病之类，自然亦需加以控制，以免此类疾病狼狈为奸，则为三。而且据近代"循证医学"的研究：若合并有糖尿病、高血压者，或已有过心梗、脑梗者，若有"粥样斑块"存在，这血脂更应"达标"，而其中的"低密度脂蛋白胆固醇"甚至还更应低于正常，方始安全。

患有动脉粥样硬化并查出有"粥样斑块"者，除了应该加强对血脂的调控外，若无禁忌症，即不能服用之理由，如有活动性胃病、严重高血压、出血倾向等，应可服用小剂量阿司匹林，此药有阻止血栓形成之作用，若能常服，即或有"粥样斑块"破裂之事，或不致引发血栓而加重心梗、脑梗之病情，亦可以减少"粥样斑块"破裂之危害。

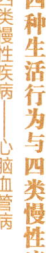

健康良言

"粥样斑块"对心脑血管病而言，已如城下之敌，不能不多加防范。不过现代科学研究已有御敌之术，善加应用，可保无虞也。

我国高血压者何其多也

> 高血压病被称为"无声杀手"。无声者,悄悄地来的意思,它不像胆结石,一粒黄豆大的结石卡在胆管里,会发生胆绞痛,痛得叫救命;不像梅尼埃病(美尼尔氏综合征),不过是内耳迷路部分的一点炎症,让你觉得天旋地转,还会频频呕吐。但这无声无息的病却又是"杀手",引起的脑卒中、心梗都会"要命"。

2013年5月17日的"世界高血压日"前夕,我国疾病预防控制中心发布了一条令人吃惊的信息:我国的高血压病患数高达3.3亿!

这个数字应该是可靠的,它来自分散在全国各地的162个疾病监测点对18岁以上的共10万人口的调查的结果。资料表明:我国18岁以上居民高血压患病率为33.5%。也就是说我国每3个成人中就有一人患高血压。2004年我国亦曾作过类似的调查,当时公布的数字是2.2亿,10年不到,增加了1.1亿,增长的速度惊人。在这次公布的数据中还显示在我国25~34岁的男青年中高血压的患病率亦已达20.4%,即在这些男青年中(注意是青年),每5个人中就有一个已经患上了高血压!

　　高血压被认为是一种生活方式病,即与生活方式有关的病。吸烟、嗜酒、高脂高盐饮食、缺少运动、超重肥胖等都是高血压的重要发病因素。这些不良的生活行为的产生,在某种程度上说与经济的发展有一定的关系,确实,高血压病的发病率在发达国家高于不发达国家,随着我国经济的发展,高血压发病率增高的趋势估计短时还不会有大的改善。不过也要看到在一些发达国家中,近年着力于控制这些高血压发病相关因素,高血压发病率增长的趋势已经有所缓和,说明经济的发展并不是必然会导致某些疾病的增长,关键在于人们的健康意识。健康当然是人人都需要的,但当健康的原理与人的生活习惯发生矛盾时,如何适从,就涉及许多社会文化因素了。

　　我国的高血压历来有发病率高、知晓率低、治疗率低、控制率低的"一高三低"的问题。不过据疾病预防控制中心的报告中说:"与2007年相比,我国农村成人居民高血压病的知晓率已明显上升。"这当然是值得欣慰的事,因为不知有高血压就不可能求治,又谈何控制。不过报告中也说:"在接受治疗的病人中,有75%的病人血压仍不达标。"这个问题应该引起重视了,3/4的病人,治了,却不达标,不也就等于没治吗。

　　我国高血压病的治疗问题多多,主要有:

　　在病人方面,认为高血压必定要有头痛、头昏,若不痛、不昏,便可不必持续服药,以致治疗不规则;认为血压虽高,但已多年如此,也未影响健康,说明不治也无妨吧;有的病人担心药物有不良反应或认为久服会有"抗药性",不愿服药、或不愿持续服药;亦有病人只知道吃药,不知道或不愿意改变不良生活行为等等。所以教育民众,提高民众对疾病的认识,提高民众的科学素养,至关重要。

在医疗方面，有些医生对抗高血压药的应用未能熟练掌握，不管血压高低、疗效如何，总是只给病人用一两种复方成药；更有些医生误以为丹参片、甚至阿斯匹林也能降血压，开给病人服用；也有些保健品宣传能降血压，误导病人服用，而影响病人的正规治疗等等。因此，还需要进一步提高医疗水平，加强医药管理，也是应该抓紧之事。

高血压损害的是血管，是心脑血管病的元凶。如今我国心脑血管病的形势严峻，欲预防心脑血管病的发作，控制高血压，努力使高血压病人的血压降到安全的范围之内，即"达标"，是当务之急。当然，能进一步预防高血压病的发生，则更是上上之策了。

健康良言

在一个有着3.3亿高血压患者的国度里，防治高血压，自然是维护国民健康的头等大事，怎么重视，都不为过。

从长颈鹿的高血压说起

> 先说一句怪话：高血压，准确地说应该是"一定程度的血压"，本是好事，因为它是维持脑部血液供应的前提，但是不能过高。

据说动物学家研究发现，凡四只脚着地的动物，大多血压不高，唯长颈鹿例外。这到是一件十分有趣的事。想来也是，这些四只脚着地的动物的心脏与头部差不多在同一水平面上，心脏搏动，不难把血液输向全身各处，"翘尾巴"的家伙也有，但终究翘不了几时，翘不起来只好拉倒。长颈鹿就不然了，它的头部高高在上，要是心脏搏出来的血流，没有一定的冲力，或者说没有一定的压力，确实难以保证头部的血液供应。那么这长颈鹿也就只有啃地皮上草的份了。当然，如果这血压并不高到影响长颈鹿的健康或寿命，也许并不称之为高血压病。

恩格斯说"劳动创造了人"是不错的，类人猿的前肢在千万年劳动的过程中慢慢地衍化成了人的手，创造了世界，也创造了人类自己。前肢不再承担行走的功能，人，直立起来了。头到了心脏的上面,里面的大脑要感受外界的声光刺激、要维持身体的平衡、要分析判断、要思考记忆,就必须要有充足的血液去涵养它,因此心脏也就必得加强搏血的力量,把足够的血送到全身各处,特别是高高在上的头部去,光是心脏搏血力量的加强还不够,因为心脏还不完全等同于水泵,水泵的电闸一开就不停地泵水,而心脏是一次次收缩的,收缩时将血液挤压到动脉里去,循环至全身各处。舒张时静脉的血流回心脏,如此周而复始。心脏舒张时动脉血不会倒流回来,因为此时主动脉根部的主动脉瓣便关闭了。那么血液是不是就停滞在血管里呢?也不,动脉血管是有弹性的,心脏收缩时血如潮涌,对血管壁形成相当的压力,此时动脉壁也就扩张些,以缓和些冲击之力,心脏舒张时血管回弹恢复,对其中的血液也就形成了一定的压力,使其中的血液继续前行。这心脏收缩时、舒张时动脉中流着的血液对血管壁形成的压力,也包括血管壁对血液的压力(作用力与反作用力),即是通常所说的"血压",所以血压分收缩压、舒张压即此之故。1905年德国生理学家福克曼发明了测量血压的方法,最初要用一根玻璃管插到动脉里去测量,当然十分不便。几经改良逐步演变成今天的袖带血压计,甚至电子血压计,即使未经医学训练的人士在自己家中也可测量了。

如此说来血压是血液能流向全身的保证,若血压下降到不能维持血液的循环,医学称之为"休克",是绝对的急症,若不能纠正,则性命不保。但反过来,血压过高,虽说或许更有利于将血液输送到全身各处去,但血压之所以过高,必有心脏增强搏血的力度之因素,天长日久,心脏不胜负担,乃至心力衰竭。而动脉血管长期处于高压之下,亦易于发生动脉粥样硬化,甚至破裂出血。所以血压需保持刚好能维持血液循环的需

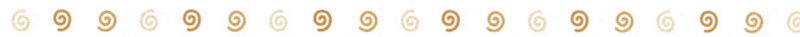

要，不能过高也不能过低，即正常的血压。

血压过低，见于大量失血，心脏没有足够的血液可供搏出，何谈压力？亦见于重症感染，如细菌的毒素使心脏收缩无力、血管松弛，血压自然下降，幸而如今已不多见。如今稍多见者，为部分刻意少食、缺少体育锻炼之人，心脏收缩力不强、血管紧张度不够，时而血压低些，以致常感头晕。解决之法自是劝他不妨多吃一点，多些体育锻炼。

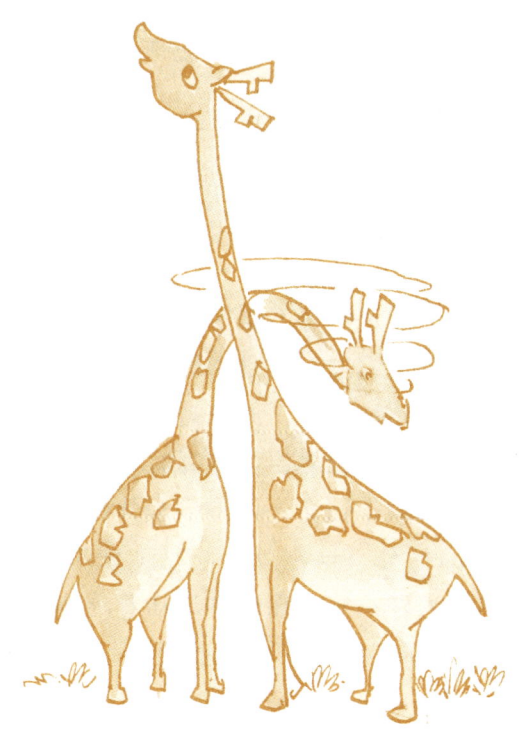

然而高血压就问题多了。通常的说法是与遗传、精神紧张，及高脂肪、高盐饮食有关。高血压确与遗传有关，有研

究报道：父母皆患高血压者，此人患高血压之可能性在60%以上，父母一方患高血压者，其患高血压之可能性在40%以上。精神紧张者交感神经常处于兴奋状态，心跳加快、搏血增加、血管的收缩力度也增加，血压自然因此升高，通常此种状况只是一时为了让身体能应付紧急状态之需，本是人体适应外界环境的需要，然而若不能"一张一弛"，身体总是处于此种情况，血压升高乃成常态，以致不能复原。高脂肪饮食促成动脉粥样硬化，血管弹力下降，心脏收缩时血管不能稍稍扩张以缓冲，血压自然升高。据近年的医学研究发现，高盐饮食更是高血压发生的重要原因之一。

在这些促成高血压病的因素之中，如今太平盛世，人们应可寻求一种劳逸结合的工作方式与尽量放松心情的生活态度，以缓解精神之紧张；应控制高脂肪饮食的摄入，以免促进动脉粥样硬化的发生。

唯遗传因素一项人们暂不能左右。但近年的研究却显示这"遗传因素"，相当程度上只是遗传了对盐的"敏感"，而并非直接遗传了高血压病本身。原来盐摄入过多时人体为维持身体内环境的稳定，一如外界温度升高时，人体便会多出汗，以维持体温的恒定一般，便会保留许多水分在血液循环之中，用来稀释这过多的盐分，这也就是吃得太咸时会感到口渴，要多喝水的原因。这样一来，血管中流动着的液体便加大了量，心脏要把这些连血带水的液体循环起来，不得不加强收缩的力度，增大了量的"血液"冲向血管，自然增加了对血管壁的压力。而且当血液中盐分，严格地说应是氯化钠的钠离子浓度加高时便会刺激肾脏产生更多的名叫"肾素"的内分泌素，而这肾素能使另一种没有活性的、即没有生理作用的、叫做"血管紧张素Ⅰ"的内分泌素演变为有强烈活性的"血管紧张素

II"。血管紧张素,顾名思义,是一种能使血管紧张、也就是说收紧的物质。高盐摄入的结果是:血管中流动的"血液"增加,而血管又进一步紧缩,就如同孩子长大了,衣服又缩水了,这衣服怎么不会被撑破呢?

也许许多人都觉得吃得并不太咸,但须知如今人们生活改善,每个菜或许不算太咸,但菜吃得多了,盐的摄入也就多了。若是有家族遗传的对盐"敏感",那么高血压便可能发作了。我国民众口味素重,摄盐量超标一倍以上,难怪我国的高血压发病率甚高。

健康良言

高血压病可以治疗,但我国民众的高血压病治疗效果甚不理想,其中原因颇多,但只知吃药、不知控盐,是重要原因之一。高盐摄入发生的一系列生理、病理变化仍然在发挥作用,服药犹如扬汤止沸,何补于事?

盐与脑卒中

> 盐是调味品，脑卒中是一种病，似乎风马牛不相及。但其中却有着十分密切的关系。

心脑血管病是如今威胁人类健康的重要疾病，在许多发达国家、包括在我国，成了人口死亡的第一位原因。心脑血管病包括冠心病、心肌梗死、脑动脉硬化、脑梗塞、脑溢血等等。病的表现在心、在脑，病的基础则是动脉粥样硬化、高血压，所以称之为心脑血管病。动脉粥样硬化与高血压之间又互为因果，所以两者常常形影相随：动脉粥样硬化减少了动脉血管壁的弹力，血液被心脏搏动输送到动脉中来，血管无法稍稍舒张，形成的压力自然就大，即血压升高。而血管在高血压的冲击下，血管内皮，即血管最里层的膜，易受损伤。血管内皮的损伤，对流经其中的血液来说，犹如道路不平，于是血液中的脂类物质也就容易停留下来，甚至深入血管壁中，形成动脉粥样硬化。当然，这两者的病因还不只这些：动脉粥样硬化与高脂肪饮食、糖尿病、吸烟等有关；高血压与遗传因素、精神压力等相关。此外，高血压与盐摄入过多也有密切的关系。

现代医学研究证明：当盐摄入过多、血中钠的浓度增加时，人体会通过"渗透压感受器"的兴奋而感到口干，于是促成饮水，饮入的水分则有相当一部分滞留在血液中，用以稀释过多的盐分。即使不饮水，人体组织中的水分也会因而进入血液中，以使血液中的盐分浓度不致过高。大量水分进入血液中的结果是加重了循环的负担，心脏的收缩力必得加强，血管中的流量加大，结果必定是造成对血管壁冲击力的加大，心脏舒张时血管回缩的阻力亦加大，以至血压增高。最新医学研究还发现：当血液中盐分增多时还会促使肾脏分泌更多的"肾素"。而这肾素却能使人体中一种原本没有活性、即不发挥作用的叫做"血管紧张素I"的物质，转变为有活性的"血管紧张素II"。这"血管紧张素II"，能使动脉血管收缩。即使血管中的流量不变，血管的收缩，也将使血管受到血流冲击的压力加大，而使收缩压增高。

脑卒中是指脑部血管突然发生阻塞或破裂引起的脑部疾病。脑部血管的阻塞使脑组织缺血、坏死，称为脑梗塞或缺血性脑卒中。而脑血管破裂，血液流出血管，但仍被局限脑壳之内，则必定对脑组织形成压迫，即是脑溢血或称出血性脑卒中。粥样硬化动脉中的脂肪块受高血压的冲击而脱落，是缺血性脑卒中最常见的原因之一。脑血管的破裂，自是因动脉粥样硬化造成的动脉"不牢固"，而破裂的直接原因则是血压的升高。因此，甚至有"没有高血压，便没有脑溢血"之说，也是有道理的。

脑卒中是严重的疾病，又是我国人民致命的头号大病。每年发病约200万例，其中70%性命不保，幸存的也多有偏瘫等严重影响生活质量的后遗症。脑卒中固然可以治疗，但疗效实在十分有限，因此预防至关重要。而预防脑卒中的基础则是预防动脉粥样硬化与高血压。而欲预防高血压甚至治疗高血压皆与控制盐的摄入密切相关。

我国民众素来口味较重,所谓"淡而无味"、把淡与无味并列了,故摄入之盐颇多。近年经济发展、生活好转,咸菜、萝卜干虽然吃得少了,但菜吃得多了,一桌子菜吃下来,摄入的盐量十分可观。《中国居民膳食指南2007》明确指出要提倡淡食:每人每天摄入的盐量应低于6克,并指出高血压患者应低于3克。但据调查,我国南方居民每人每天摄入约10~12克盐、北方居民则更高达15~18克,与此标准相去甚远。而且这个标准事实上是很宽容的了,因为世界卫生组织的建议只是每人每天5克。

据报载美国平均每人、每天耗盐量3.7克,前些年他们的一个健康促进机构还发起了一个"减盐运动",希望能将这3.7克减到2.8克。据他们预测,若美国人果然能将盐的摄入量降至2.8克,则每年将减少死亡人数20万人!若将此数字对照于我国,怎不发人深省。

中华美食誉满全球,不过"美食"云耳,主要仍是指口感之美而已。如今科学昌明,人类已经认识到许多疾病与生活行为尤其是与饮食有关。那么,能不能在口感之美的基础上兼顾健康之美呢?我想,以中国人的智慧,应该是办得到的。

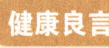

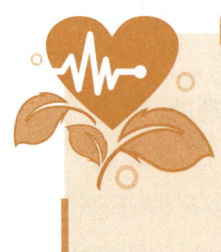

吃得咸点还是淡点,生活小事也;脑卒中,夺人性命之大病也,这两者之间竟有、甚至在一定程度上可以说是因果的关系,国人实在是应该认真重视的。

血压究竟多高算好

> 血压是指血液在血管里流动时对血管壁的压力，原来只是一项生理学研究的内容。"没有压力便不会进步"，是一句社会学的词语，在人体生理上到也适用，因为若无一定的压力，血液便不能在血管中流动。不过这血压的高低却与人体的一些疾病情况相关，严重的甚至危及人的生命。

血压是血液在血管中流动的动力，血压的问题不外过低、过高两种可能。

血压过低，不能保证大脑等重要血管的血液供应，人会感到十分衰弱，如若低到不能维持身体各处组织的血液供应，人的生命便不能维持。幸而，这种情况并不多见，仅仅见于大量失血、严重感染，或心脏意外等紧急情况。

血压过高则十分常见，我国的高血压患者甚至超过3亿人。过高的血压不但加重了心脏的负担，还会损害血管，导致动脉粥样硬化，引发心、脑、肾的病变，如冠心病、心肌梗死、脑卒中、脑溢血、肾功能衰竭之类。高血压成了严重危害人们健康的杀手。

高血压其实只是一种病理状态，许多种疾病都可以有高血压的表现，比如肾炎、肾动脉狭窄、柯兴氏病、红斑狼疮等，但如将这些病治愈，高血压也就消除了，所以称这些病引起的高血压为"继发性高血压"，即因生了这些疾病而继发的高血压。而将没有这些明确病因的高血压称为"原发性高血压"，或"高血压病"，也就是人们通常说的"高血压"。

身体各部位，各种血管血压不同，为了统一起见，医学上的体外测量以与心脏处在同一水平的手臂上的肱动脉的血压为准。血压的正常标准是收缩压（俗称为高压）不低于90毫米汞柱、舒张压（俗称低压）不低于60毫米汞柱，写作不低于90/60毫米汞柱，这是正常的低限，而高限呢？则不应超过140/90毫米汞柱，其中的一个超过了，或两个都超过了，即可称为高血压了。

高血压的标准是人为制定的，其实许多年前标准并不是这样的。那时医学家们观察到许多老年人，就只单是收缩压高，而舒张压并不高，他们看上去都很好。便认为老年人收缩压高些也许无妨。于是将诊断高血压的标准定为舒张压高于90毫米汞柱，并且收缩压高于140毫米汞柱，但在老年人高血压的诊断标准中，又将收缩压定为"90加年龄"。也就是说一位60岁的老人，他的收缩压要高于150毫米汞柱；70岁的老人要高于160毫米汞柱；80岁高于170毫米汞柱才算是高血压，而且要舒张压同时也高于90毫米汞柱才能诊断为高血压病。这样的标准曾被医学界应用了数十年，至今还有些老人因为以前知道这个标准，以为人老了收缩压高点无妨。

近20多年来，现代医学兴起了一种被称为"循证医学"的研究方法，简而言之，医生给病人诊断、治疗的方法皆应有公认的证据，而不是依据"一向是这样做的"或是"古人是这么说的"。用循证医学的原则来审视高血压的诊断标准，发现问题了。

高血压的危害是导致产生心、脑血管的严重并发症，那么血压在多少以下才不致引发这些心、脑血管病呢？于是研究了大量的心、脑血管病的病人发病时的血压状况，结果发现不论年龄多高，他们的血压不是舒张压高于90毫米汞柱，就是收缩压高于140毫米汞柱，或是两者都高。也就是说他们心、脑血管病的发生与收缩压高于140和/或舒张压高于90毫米汞柱有关。既然如此，那么高血压的诊断标准便应确定为高于140/90毫米汞柱，而且不论年龄几何。确实也有些人只是收缩压高而舒张压不高，但可惜他们也未能幸免发生心、脑血管病。所以认为只是收缩压增高的，也应算是高血压，并且用了一个"单纯收缩期高血压"的病名，以强调即使舒张压不高，这种情况也应该诊断为高血压。

随着循证医学研究的发展，人们发现血压高于120/80毫米汞柱的人若不加注意，如继续过多摄入高脂肪饮食与盐、缺少运动、体重超标、吸烟等，则血压很容易上升到140/90毫米汞柱以上，而发展为高血压病。故又提出血压在120~139/80~89毫米汞柱者为"高血压前期"，或"正常高值"，以告诫血压达到这一水平者应努力改善自己的生活行为，以预防发展为高血压病。这也是现代医学一种防病的概念。

既然高血压的诊断标准是血压高于140/90毫米汞柱，那么高血压的病人将血压降到140/90毫米汞柱以下是不是就万事大吉了呢？不然，大量的循证医学研究表明：高血压病人应将血压降到120/80毫米汞柱以下，方能大致确保安全。于是将低于120/80毫米汞柱称之为"理想血压"，作为高血压病人治疗的目标。

不过近年来的研究却又发现对于患高血压病的高龄老人来说，血压却并非降得越低越好，因为这些老人多有不同程度的动脉粥样硬化，如若血压过低或许不足以保证心、脑、肾等重要器官的血液供应。故对高龄老人的降压目标可订为150/90毫米汞柱，而不强求达到低于140/90甚至是低于120/80毫米汞柱的"理想血压"。甚至有的研究提到,对有颈动脉粥样硬化而致颈动脉狭窄的老者,若收缩压低于130毫米汞柱时,可能由于血流量减少、血流减缓而易有脑梗塞的风险。

晚近互联网上有老人不宜降血压之说,或许源于上述考虑,但应该理解这里讲的是高龄老人,是指80岁、90岁的老人,不宜将血压降得过低,比如低于140/90毫米汞柱甚至是低于120/80毫米汞柱,而不是"老人不宜降血压"。即使高龄老人若合并有糖尿病的、曾有过脑溢血病史的高龄高血压患者,由于有更多脑溢血发作的风险,在密切的医学监护,比如经常测量血压、经常有医生随诊的条件下,还是以尽可能地将血压降低些为好。

高血压诊断标准及控制目标的上上下下的变化,"单纯收缩期高血压""高血压前期""理想血压"概念的提出,无不反映了人们对高血压病认识的逐步深化。循证医学,一个追求实证的医学研究方法,对此起了促进的作用。

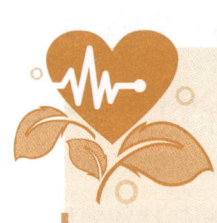

健康良言

准确的诊断标准、合理的控制目标,必将有利于高血压病的防治,从而减少心、脑、肾等严重并发症的发生,善莫大焉。

信不信由你，减盐能降血压

因为中医有药食同源之说，故亦常以食物治病，比如用赤豆治水肿、用梨治咳嗽等等，反过来亦强调什么病不能吃什么东西，即所谓"忌口"。一般而言，现代医学对此多不强调，当然，亦非绝对，如对肾病水肿者多要求其淡食，对糖尿病者必定要求全面控制饮食。对高血压病者要求其减少盐的摄入，甚至认为减盐本身就能降压。

高血压，即动脉血管中流动着的血液，对血管壁压力过高的一种病理状态。高血压的结果是损伤动脉血管，导致动脉粥样硬化，进而并发心、脑、肾等重要器官的病变如冠心病、心肌梗死、脑梗塞、脑溢血、肾功能衰竭等严重病症。高血压少部分因肾脏疾病、肾血管病变、内分泌病引起，若能治愈此类疾病，则高血压自愈。但绝大多数高血压并非因此类病症引起，而是与某些遗传因素、生活行为相关的一系列的病理变化引起的所谓"原发性高血压"，即"高血压病"。

高血压病在我国发病率甚高。据估计，我国高血压病患者约

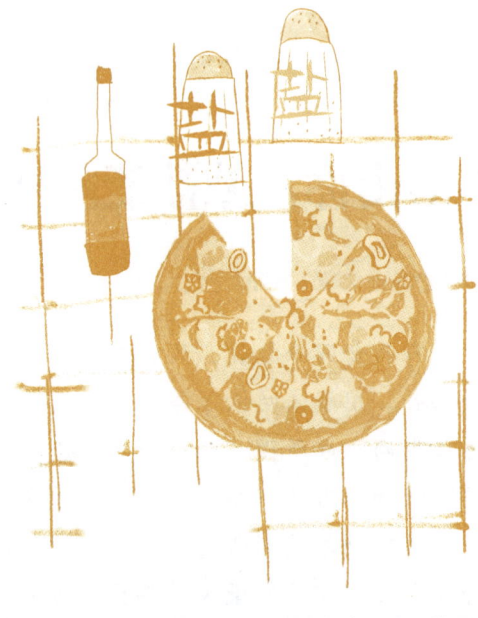

3.3亿人。不过,知晓率不足50%。即在高血压病患者中,至少半数并不知道自己患有高血压病,因为高血压病患者在发生严重并发症前常常并无明显症状,而他们亦从未测量过血压。而在已知患有高血压病的患者中尚有部分病人并未治疗,其中固然或有经济方面的原因,但更多的是因为"并无不适",而不以为意,故我国的高血压病治疗率不足40%。而真正经治疗达到满意地控制了血压的则不到25%。换言之,我国75%以上的高血压病人的血压是失控的。

　　我国高血压病的知晓率不高,解决之策为加强基层医疗卫生服务,开展高血压筛查。让更多的民众得到定期测量血压的机会;而欲提高治疗率,更多地是有赖于科学知识的普及,让广大民众知道,没有症状不等于没有疾病,查出高血压是应该认真治疗的;而提高控制率的关键在提高医师的治疗水平和病人遵从医嘱的行为。

这里要提到的是：对于高血压的治疗药物固然是重要的，但改善病人的生活行为也是必不可少的。高血压病的发生与精神紧张、睡眠不足、嗜好烟酒、缺少运动、肥胖、过食油腻及盐的摄入过多有关。欲求得良好的治疗效果，除认真服药外，努力纠正不良生活行为亦极为重要。

在诸种与高血压病相关的不良生活行为中，盐摄入过多一事近年颇受学术界的重视，甚至有研究认为高血压病的"遗传因素"，其实也就是基于对盐的"敏感"或"易感"。即并非遗传了高血压的本身，而只是遗传了对盐的易感，即有高血压病遗传背景之人，对盐更加敏感。一旦盐摄入稍多，血压即会升高。而此点恰恰易被忽视，不但有高血压病遗传背景者未得足够重视，高血压病患者对此亦多缺乏认识。我国的高血压病控制率甚低虽不能说即因此而起，但确也不无关系。

为了证明减盐在高血压病治疗中的作用，最近医学文献上报道：有人做了一个这样的试验：他招募了82名患"原发性高血压"病的30~70岁的患者，其中男性55倒、女性27例，血压皆在140~160/80~99毫米汞柱水平，未曾用过药物治疗、或曾用过一种药物连续治疗一个月而无效者。这些病人原来食用盐的量约每人、每天17克。试验开始后，各人仍继续原来的生活状况，并不服用降压药物，只是在试验开始后的前半个月中将每人、每日的食盐量减去1/3，达到每日12克的水平作为过度，然后在两个月内逐步将每人、每日的食盐量降至6克，并这样持续了8个月。结果82人之中57人的血压下降，占参加试验者的65.9%，其中有39例患者的血压降到了正常范围，占参加试验者的47.6%，只有2例患者反而血压升高，占参加试验者的2.4%。这个试验结果应该是可信的，因为他的研究对象是自愿参加的，所试的内容亦只是吃得淡些而已，而且从一般饮食到淡食，有两个半月的逐步适应期，应该是可以接受的。而试验的结果亦是有升、有降，应该是可信的。但是应该看到的是减盐以后，将近2/3的高血压患者血压下降了，而且几近半数的患者血压降到了正常的水平。当然，这些患者的血压原本还不算太高，不过用这个试验来证明减盐对高血压病的治疗作用应是没有异议的。

我国民众口味素重，据说我国人均耗盐量世界第一，中国高血压病人多，相信或与此有关。所以为预防高血压，我国民众应改变口味过重的习惯。同样，为了有效地控制血压，高血压病人也必须注意控制盐的摄入。

健康良言

卫生部发布的《中国居民膳食指南2007》指出：每人、每天盐的摄入量应控制在6克以下，而高血压患者最好能控制在3克以下，事实上我国民众每人、每天的耗盐量多在12~15克左右，差距实在太大，应引起充分重视才好，至少患高血压病的人，认识减盐的重要性是刻不容缓的了。

血尿酸增高，一个应该引起关注的话题

恩格斯在《自然辩证法》一书中写道："生命是蛋白质存在的形式。"确实，人体是由千万亿个细胞构成的，而细胞则是由蛋白质构成的。蛋白质在人体中不断地进行着新陈代谢，新陈代谢的产物之一便是尿酸。尿酸本应随尿排出体外，若排泄不完全，便滞留在血中，血中尿酸增高，医学上称之为"高尿酸血症"。

人体不断地进行着新陈代谢，人体的细胞也在不断地更新，新的细胞诞生了，老的细胞消亡了，细胞则是由蛋白质构成的，细胞的新旧更迭便体现着蛋白质的新陈代谢。人吃进来的食物，无论是动物性食品还是植物性食品，也都含有蛋白质，不过含量有多寡之别罢了。这些蛋白质在人体内经过消化、吸收、分解，大部分用于重新构成人体各种细胞的蛋白质，也有一部分，分解后转化为人体活动所需要的能量。这里我们看到：无论是人体中原有的蛋白质，还是通过饮食吃进来的蛋白质，都不是一成不变的，在新陈代谢的过程中它们会被分解为各种氨基酸，氨基酸再分解为核苷酸，核苷酸由嘌呤、嘧啶等核酸组成。如若不被用作构成新的、人体所需要的蛋白质，它们便会进一步分解为尿酸等物质，从尿中排出，而完成蛋白质的新陈代谢的过程。

在人体内，只要生命存在，蛋白质代谢的过程便周而复始地进行着。据研究一个健康的成人，在正常饮食的情况下，每天产生600~700毫克尿酸。而人体也能排出600~700毫克尿酸，如此"收支平衡"，人体血中的尿酸含量便能维持正常，一般男性血中尿酸浓度为每升血208~428微摩尔、女性为155~357微摩尔。如果摄入蛋白质过多、或体内蛋白质分解过多、或尿酸的排泄减少，则会使血中尿酸的含量增加，在医学上称为"高尿酸血症"。

高尿酸血症多见于中老年男性，初起时并无多少症状，但如任其发展，血中尿酸浓度过高时会形成尿酸结晶。尿酸结晶容易沉积在关节、肾脏、心脏等处。在关节处沉积过多，便会发生"痛风"，一种引起关节红肿、剧痛的毛病。但高尿酸的损害绝不仅限于痛风一病，高尿酸血症会损害肾脏，据医学研究报告：血尿酸浓度大于每升血850微摩尔者，其发生肾衰竭的风险为500~640微摩尔者的8倍。高尿酸血症会损害心肌，使发生心血管病的危险性与死亡率都增高。我国目前患有高尿酸血症者估计超过一亿人，当然大多数尚处在无症状的早期阶段。由于并无不适的症状，故大多数患者并未引起重视，采取了听之任之的态度，实在是要不得的。

要预防高尿酸血症，还得从源头上抓起。血中尿酸浓度增高，不外是产生增加、排泄减少所致。尿酸是蛋白质分解的产物，体内的蛋白质新陈代谢会分解产生尿酸。这部分来源的尿酸约占血尿酸的80%，人体新陈代谢必定会产生这些尿酸，这不在人力可控范围之内。高龄老年人体内"负氮平衡"，即蛋白质分解大于合成，产生的尿酸会多些，这也不是人力能左右之事。严

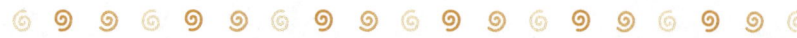

重的饥饿，导致体内蛋白质分解异常，可产生过多的尿酸，幸而，这已经不是今日中国人的问题了。糖尿病、甲状腺机能亢进症会导致人体蛋白质分解异常，癌症病人在化疗中杀灭了许多癌细胞，都会产生过多的尿酸。这不难办，治疗糖尿病、甲亢病，癌症治愈化疗停止后便不高了。

看来除了因为某些疾病引起的身体"内源性"的尿酸增高外，人力所能控制的尿酸增高，只是那种"外源性"的尿酸，即由于过量的蛋白质饮食所导致的尿酸增高。其实，人体内"内源性"的尿酸，与人类共存，存在何止千万年？如今大量发生的高尿酸血症，实在不应该怪罪于它。对于控制高尿酸血症而言，主要应控制过量的蛋白质饮食。随着经济状况的好转，我国民众的饮食结构中蛋白质成分明显增加，确实也改善了一些因蛋白质缺乏而导致的如虚弱、易于感染之类的健康问题，减少了一些诸如贫血、水肿等病症，但也带来了高尿酸血症的问题。所以对控制蛋白质食物而言，关键在于适度。通常人体每日所需的蛋白质克数，大致相当于其体重的公斤数，即60~80克，约相当于每日进食动物性食品3两左右及一定的豆类等植物性食品。除数量外，还需注意蛋白质的品种，含嘌呤高的蛋白质，代谢后产生的尿酸亦多，故凡此种蛋白质，如海鲜、肉类、内脏、鱼卵、豆类及其制品等皆宜多控制。啤酒中多含鸟嘌呤亦应在控制之列。

血尿酸升高的另一个原因是排泄减少，老人大多有一定程度的动脉粥样硬化，肾功能减退，故较易有尿酸的升高。此固难左右，但饮酒可使尿酸排泄减少，则是应该可以控制的了。咖啡有利尿作用，有助于尿酸的排出。当然，多饮水亦可因多尿而有利于尿酸的排泄。

如今大量的经体格检查而发现的血尿酸增高者，应引起重视。努力改善生活行为，如适当控制蛋白质的摄入、戒酒，多饮水，并定期复查，如若仍不足以改善，则可能需加用促尿酸排泄的药物治疗，不可以为"并无不适"而置之不理。

还有一点需要提及的是：血尿酸的增高常常与肥胖、脂代谢异常、糖尿病、高血压等同时或先后出现。肥胖、脂代谢异常、糖尿病、高血压等合称为代谢综合征，即代谢紊乱的征象。许多专家认为高尿酸血症其实也是代谢综合征的一部分。故一旦发现血尿酸增高，还不应就事论事，只关注尿酸增高之事，而是应注意是否已经发生了糖尿病、高血压、血脂异常，即使并未发现，也必须高度警惕，因为这尿酸增高也是它们"一伙儿"的。

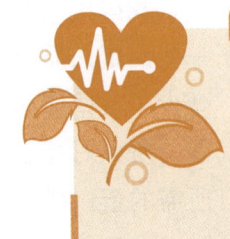

健康良言

好在作为预防措施而言，诸如控制饮食、戒酒等皆属健康的生活行为，对预防肥胖、脂代谢异常、糖尿病、高血压等代谢综合征来说，也是重要的。

心脑血管病的危险因素

高血压是脑溢血的危险因素,高胆固醇是动脉粥样硬化的危险因素,吸烟是冠心病的危险因素……这些因素常在同一个人身上发生,要命的是它们的叠加效应是1+1>4、1+1+1>8,多一项会严重许多!当然也应该注意:少一项,会好许多!

心脑血管病是指冠状动脉粥样硬化性心脏病、心肌梗死、脑动脉硬化、脑梗塞、脑溢血等一系列的疾病。虽然病或在心或在脑,但其根源皆在动脉粥样硬化,故统称心脑血管病。心脑血管病如心肌梗死、脑梗塞、脑溢血等往往突然发作,后果严重,如今已是我国人民健康的最大杀手,居我国人口死因的第一位。

预防心脑血管病主要在于控制或消除引发心脑血管病的因素。这些因素可称之为心脑血管病的"危险因素",即有可能引发心脑血管病的因素。这些因素有:高血压、高血糖、高胆固醇、超重(体重超标)与吸烟等。

高血压是心脑血管病最重要的危险因素。不难理解,长期的高压冲击,血管必定会受到损伤。这个损伤还包括促进动脉粥样硬化，动脉粥样硬化是脂类物质在血管中的沉积，其实严格地说，脂类物质是沉积在动脉血管壁中的，而不是在血管腔中的，不然早被血液冲走了。脂类物质进入血管壁的夹层中去，先决条件便是血管壁的内层受到损伤，高血压便是重要的损伤因素之一。

血糖过高是糖尿病的表现，糖尿病是一种代谢病，即体内新陈代谢紊乱之病，而这个"紊乱"虽始于糖，却绝不仅局限于糖。病人体内脂肪、蛋白质等的代谢亦皆发生紊乱，脂肪代谢紊乱，促成动脉粥样硬化，蛋白质代谢紊乱甚至损伤全身各类大小血管，故糖尿病专家称：糖尿病即血管病。事实上糖尿病人最终丧于心脑血管病的占70%以上！

胆固醇是脂类的一种，其中的低密度脂蛋白胆固醇，便是钻入动脉壁内形成动脉粥样硬化的罪魁祸首。

超重，若是肌肉发达所致到也罢了，惜乎绝大多数皆是因体内脂肪堆积所致。脂肪对人体有保温、防震等作用，脂肪也是能量储存的重要形式，脂肪还参与体内许多物质的新陈代谢，亦是不可缺少之物。但如果脂肪在体内大量堆积，将会产生许多"生物因子"，如有一种叫"抵抗素"的物质，竟能"抵抗"胰岛素！胰岛素是人体糖代谢的必需物质，一旦被"抵抗"了，便无用武之地，于是糖尿病油然而生，血管受害自然难免。

许多人认知吸烟之害，多止于呼吸系统，因为烟是经气管吸入肺的，吸久了便咳嗽、气喘也是呼吸系统的病态。其实吸烟对于心脑血管之害，绝不亚于呼吸系统。烟雾中尽多有害物质，其中之一，为一氧化碳。这一氧化碳被吸入肺部、吸收入血，进入红细胞中与其中的血红蛋白相结合，使之成为变性血红蛋白。血红蛋白的功能是运输氧气，一旦成为变性血红蛋白，便丧失了这一功能，于是人体的组织便缺氧。缺氧便会损害血管内层的细胞，为动脉粥样硬化创造了先决条件。烟雾中的尼古丁，还能使心脏的冠状动脉痉挛，即收紧，自然会减少心肌的血液供应，增加心脑血管病的危险。

要强调的是：这些心脑血管病的"危险因素"在一个人身上常常是叠加的，即几个因素常同时存在。而叠加的结果却不是1+1=2，美国弗莱明汉研究所的报告说是1+1>4、1+1+1>8！我国有关部门对全国11个省市的3万多人，研究了3年，结果与美国的报告惊人的相似：若以无这些危险因素者发生心脑血管病的几率为1，则高血压+高血糖+超重者为3.9；高血压+吸烟+超重者为8.8；高血压+高胆固醇+吸烟者为9.9；高血压+高血糖+吸烟者为11.8；高血压+高胆固醇+高血糖+吸烟者甚至高达13.3。这些数字不是推算出来的，而是根据3年中有这些各类情况的人发生心脑血管病的人数统计出来的，不能不信。

心脑血管病多见于中老年人，并有一定的遗传背景。人要变老是自然规律，遗传背景暂时无法左右。不过心脑血管病之所以多见于中老年人，实在也是这些"危险因素"经年累月积累的结果。但这些危险因素，却是应该可以控制和消除的。合理的饮食、适当的运动、不嗜烟酒、良好的心态等等，都是预防产生这些危险因素的必要条件。而如果已经产生了此类危险因素，则应努力消除和预防其他危险因素的产生，以免危险因素的叠加而提高心脑血管病发作的几率。而反之，若能减少一项危险因素，心脑血管病发作的危险便也会减少许多。

健康良言

吸烟的要戒烟、超重的要减肥，高血压、高胆固醇、高血糖要治疗，这个治疗便是预防，预防心脑血管病。

预防心脑血管病的14字诀

> 预防心脑血管病之关键在预防高血压、糖尿病,要控制脂肪与盐的摄入,要戒烟、控酒,要多运动,这些方面一个都不能少。都做到了,发生心脑血管病的机会一定会减少。

心脑血管病如今是危害我国民众生命健康最最严重的疾病。心脑血管病包括冠状动脉粥样硬化性心脏病、心肌梗死、脑动脉硬化、脑梗塞、脑溢血等疾病。因患此类疾病而死亡的人数占各类疾病死亡人数之第一位。实在是我国民众健康的第一大敌。

心脑血管病固然可治,或是溶栓、或放支架、或是"搭桥",但风险甚大,且非根治之法。故对此类疾病,预防发生方是上策。

心在胸中主血液循环,脑在颅内主思考记忆。二者为何相提并论?"心脑血管病"一词道出其病源在于血管。血管之病是动脉粥样硬化。"粥样"一词乃是指血管中脂类物质堆积,其色白、状软,一如粥状之故。由此可见动脉粥样硬化之由来,实是血液中脂类物质含量过高所致。按人体内之脂类物质,有内生与外源两类。内生部分之多寡或由遗传因素决定,但外源部分则全由人们从饮食中摄入。当然,脂肪亦是人体必需之营养素,不过"过犹不及",摄入过多便会在动脉血管壁中沉积,尤其是畜肉中的脂肪,多含饱和脂肪酸,更容易在动脉血管壁中沉淀下来,形成动脉粥样硬化。其实,植物油中亦含有一定的饱和脂肪酸,若大量摄入,亦可导致动脉粥样硬化。故卫生部《中国居民膳食指南2007》亦强调控制烹调用油。按该《指南》要求,每人、每日之烹调用油应不超过30克。实则我国民众如今生活改善,菜肴丰富,烹调用油大增。据调查每人、每日之用量各地平均为44~69克之间,皆明显超标。故欲预防心脑血管病,首要之事便在控制脂肪之摄入。

　　高血压与动脉粥样硬化是互为因果的两个疾病,长年的高血压会损伤动脉,引发或加重动脉粥样硬化,而动脉粥样硬化使动脉血管失却弹性、血管腔变窄,亦加重高血压。高血压之病因涉及遗传因素、精神因素等等。但近年的研究注意到高血压的发生与盐摄入过多有关。血液中过多的盐分将保留许多水分在血中,增加了血管中的流量,过多的盐分还刺激肾脏分泌更多的"肾素",而肾素又激活"血管紧张素"使动脉血管壁收紧。血管中流量增加,血管壁若是舒张些或许还能有些缓冲作用,血管壁再一收紧,血压岂能不高?我国民众口味多重,食盐量超标许多。《中国居民膳食指南2007》明确提出"提倡淡食"的意见。希望每人、每日盐的摄入量不超过6克,实则我国民众每人、每日摄入盐之量高达10~16克之数。高血压不但加重动脉粥样硬化,更是脑溢血直接的病因。故控制盐的摄入,在我国实应大加提倡。

　　关于动脉粥样硬化,近年的研究进一步揭示了其成因,首先是与动脉血管的内皮损伤有关。所谓"内皮",即血管壁的最里面的一层。该层由单层细胞构成,如若完好,血液中的脂类物质

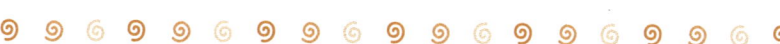

并不容易在血管中沉积下来，一旦这层细胞受到损伤，细胞间的间隙便会加大，脂肪物质事实上是"钻"到血管内皮之下停留下来的。导致血管内皮损伤的因素甚多，老年人血管内皮的退化是原因之一；高血压的长年冲击，损伤血管也是原因之一；而吸烟则是导致血管内皮损伤的另一个重要的原因。烟雾中有众多的有害物质，都能损伤血管内皮细胞，其中一氧化碳的作用最引人注目。一氧化碳能与血液中红细胞用以运送氧的血红蛋白结合为变性血红蛋白或称碳氧血红蛋白，使其丧失运送氧的能力。一般人血液中只有微量的变性血红蛋白，吸烟者，尤其吸烟量甚大者，血中变性血红蛋白的含量可能高出15倍之多。此种人身体的各种组织事实上总是处于缺氧状态。而缺氧恰恰是血管内皮细胞受损的一个极为重要的原因。故吸烟者的动脉粥样硬化来得早、来得重。烟雾中的尼古丁还能使冠状动脉痉挛。痉挛者，收紧之意也，故吸烟甚至可以直接诱发冠心病发作。所以控烟乃是预防心血管病极为重要的一环。

或谓酒能扩张血管，应有益于心脑血管。不过事实上饮酒也只能扩张面部的一些毛细血管而已，对心脑血管的扩张并无裨益。过量饮酒使心跳加快、心律紊乱、血压升高，引发脑溢血之事屡见不鲜，故控酒亦是预防心脑血管病的重要环节之一。

近年我国糖尿病大流行，据统计我国有糖尿病人9240多万。糖尿病远不只是血中葡萄糖含量多一点的问题。糖尿病人的糖代谢紊乱，必将导致脂肪的代谢紊乱，引发动脉粥样硬化。糖尿病病人晚期常有从头到脚的许多并发症，事实上是这些部位的血管受损所致。故许多专家指出糖尿病即血管病，甚至称失治，即未治或未能控制的糖尿病为心肌梗死的"等危症"，即此类病人发生心肌梗死的危险性与曾发生心肌梗死者再度发生心肌梗死的机会相等。事实上，糖尿病患者最终命丧心脑血管病者占70%！可见欲预防心脑血管病,必先预防糖尿病。而预防糖尿病之法,专家已经给出了"管住嘴,迈开腿"六个大字,即控制饮食的总量和增加体育活动两条。

如此看来,欲预防严重危害我国民众健康的心血管病,还得从生活中的一些"小事"做起,即牢记以下14个字:控油、控盐、控饭量,戒烟、限酒、多运动。

健康良言

如能真正做到这14个字,不能说保证绝对不生心脑血管病,但发生心脑血管病的机会是一定会减少许多的。

人人都有癌细胞？

> 有人说："人人身体里都有癌细胞。"但这不是事实，而又事出有因。

癌症，如今是人类健康的大敌。而且地无分欧亚、人无分贫富，皆然。大敌当前，人类总是要设法战胜它。于是全世界许多科学家潜心研究，耗资何止万千，论文连篇累牍，但终少突破性进展。无数医生救治癌症病人，日以继夜，不可不谓尽心，但真正治愈的不多。这让人们十分"纠结"，于是人们便反思：我们对癌症的认识是不是错了？

有人依据在高龄老人的尸体剖验中，常发现有些老人体内存在有未被诊断出，也不是致死原因的前列腺癌，便以为"人人都有癌细胞"，甚至诗意地形容它只是"天上的浮云，飘来了又飘走了，"怕它做甚？这种说法的初衷也许是好的，告诉癌症病人不必过于紧张。但是并不能把它推而广之，前列腺癌中的一部分，尤其高龄老人，发展异常缓慢，10年、20年，患者甚至更长的时间没有多大发展都有可能。由于高龄老人常患有其他疾病，确实常有前列腺癌尚未及发展，病人生命已经终结之事。所以对于发现高龄老人有前列腺癌的，肿瘤学界大多提倡"伺机治疗"，即在严密观察下的"不治疗"，但一旦证实这癌有发展，仍需给予适当的治疗，如内分泌治疗等，以减少癌症对病人生命的威胁。也有举甲状腺癌为例的，说尸体剖验中发现的是医生诊断出来的30~40倍。有人可能会说："事实上有癌，没被诊断出来，没治疗不也没事吗，何必杞人忧天，没事找出事来"。甲状腺癌确也有一部分发展极为缓慢的，还有介乎良、恶性之间的"交界癌"。所以举这些例子说"癌症不是病"，怕是不妥当的，至少是以偏概全了。

近代细胞生物学、分子生物学的研究证明，人身体里的细胞是在不断分裂增殖的，这个分裂增殖是由细胞内的脱氧核糖核酸，即通常称为DNA的遗传物质调控的。所以新细胞便继承了老细胞的一切特征，如肝细胞能分泌胆汁、胃壁细胞能分泌胃酸等。但如果这DNA出了故障，那么新生的细胞便可能变得不正常，称之为"变异细胞"。在人体新陈代谢过程中出现"变异细胞"是常有的事，在老年人中，在接触有害物质如吸烟、嗜酒者中更多。不过，人体的免疫功能，在大多数情况下都能消除这些异类，以确保人体的安全。但如果在某些致癌物的强烈作用下，"变异细胞"产生过多，而人体免疫功能不济，则这些"变异细胞"便能进一步发展为癌细胞。少量的癌细胞，人体的免疫功能或许还能控制它，癌细胞也可能进入"程序死亡"而寿终正寝，未必能酿成大祸。但是一般说来"变异细胞"的出现虽是常事，大可不必惊慌。但到了出现癌细胞，就非同小可了，至少说明人体的免疫功能已经失控，癌症已经兵临城下。所以说人人身体里都有"变异细胞"可，而说"人人身体里都有癌细胞"则不可。因为在临床诊断中如果在痰中查到癌细胞，则必是支气管肺癌无疑，如果在尿中查到癌细胞则必有泌尿系统癌症无疑。

癌症确实有"自愈"的，不过鲜如凤毛麟角，大多认为是人体免疫功能重振,而癌细胞势单力薄所致。这也就是现代医学中希望通过生物治疗,重振病人免疫功能的理论基础。但癌症既然发生,表示病人免疫功能已经极度衰弱,"重振"谈何容易?智慧如人,必定想到还应努力去削弱敌方,使癌细胞减少,则或免疫功能稍振,亦能有克敌致胜之望。这也就是如今提倡癌症应综合治疗的理论基础。亦即如尚能手术的,应作手术切除,尚能放疗、化疗的应作放、化疗。当然,如已不适手术,不耐放、化疗者又当别论。事实上,患癌症后长期存活甚至可以认为"已愈"者,大多还是曾经作了手术切除的结果。所以,一旦确诊为癌症,除了如高龄老人之前列腺癌、甲状腺癌等特例外,还需认真对待,千万别以为癌症只是浮云一朵,既然飘了过来,也必会飘过去。

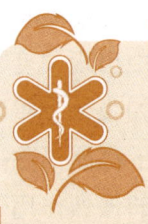

健康良言

告诉人们万一患了癌症,要淡定、放松,多接近大自然,想些快乐的事,用洁净的饮食,自然是好事。但是告诉人们人人都有癌细胞,癌症会像浮云飘来飘去,不必治疗……那就要负道义上乃至法律上的责任了。

朱莉可敬、不必学

> 癌症的发生有外因、内因两个方面，致癌因素的入侵(也包括体内产生的致癌因素的作用)是外因，而人体免疫力的下降与基因的变异则是内因。一部分癌症，如乳腺癌、大肠癌等，遗传因素的影响可能更大些，但美国的一位影星因此而切除了乳腺，则似乎有点操之过急……

美国影星安吉丽娜·朱莉为了防癌，切除了双侧乳腺。好莱坞著名女星、女性第二性征部位、防癌，全是大有新闻的元素的话题，凑在一起，能不吸引眼球？果然，朱莉2013年5月14日在美国《纽约时报》发表了"我的医疗决定"一文，次日远隔重洋的上海一家早报即有转载并通版报道此事，若再考虑到两地的时差，真令人感叹如今资讯传播之快捷，和世人对此事之关注。

确实，此事不能不重视，全球每年新增癌症病人至少1000万，死亡700万，在发达国家和一些发展中国家，如我国，乳腺癌是女性发病率中最高的癌。据世界卫生组织统计，每年有458000人因之丧生，岂能等闲视之。乳腺癌有较强的遗传背景，而遗传的基础便是基因的变化。不幸的是朱莉恰恰被查出有BRCA1及

BRCA2两个与乳癌有关的基因变化,于是为了防癌,她毅然切除了乳腺,准确地说应该是切除了乳房中的腺体,经乳房再造术,而保持了傲人的体形。朱莉从患乳癌的阴影下解放出来,所以希望有类似情况的女性早作基因检查,作出自己的选择来应对生命的挑战。朱莉的愿望无疑是好的。不过我国的一些肿瘤专家已经表示:"该方法在我国内并不适用"。为什么不适用?3000多美元的检查费用,也就两万元人民币吧,并非绝对付不起。基因检测国内能做,乳腺切除、乳房再造,我国的外科医生手巧,绝对做得漂亮。问题是:癌症是"多基因遗传易感性疾病",目前已知一种癌往往与多种基因的变化相关,而一种基因又常与多种癌症相关,各种基因之间又有相互制约的关系,而且不同人种的基因也不尽相同。所以美国人的经验看来还未必能照单全收。

朱莉切除双侧乳腺组织后,她患乳癌的几率从87%下降到5%,"大幅度下降",是毫无疑问的。不过5%的几率也不低,还是需要充分警惕的。而且基因的变化往往是通过促成易患癌的"靶器官"(如乳腺、卵巢等)更易接受致癌物质的作用而致癌的。如乳腺癌的发生就被认为是与妇女体内的雌激素过度作用有

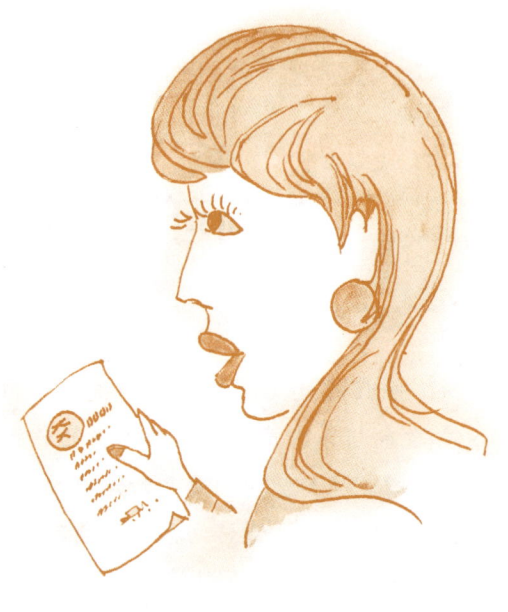

关的。那么乳腺被切除后，皮下或有残留的少量乳腺组织会不会更多地受到雌激素的作用，而使癌变的危险增加呢？这个基因还与卵巢癌有关，今年朱莉已经再切掉了双侧卵巢，那么40岁的朱莉，突然遭遇人工绝经，肯定会有更年期综合征的问题发生。当然，她的医生会为她用激素作替代疗法。

通过基因检测，检查患癌的可能性有多少，自是绝对的"高科技"，只是目前直接用于作为临床诊疗疾病的依据，似乎还为时过早。癌症绝对应该预防，像朱莉女士母亲患卵巢癌而亡，其本人确实应该定期检查，一旦有异常发现，可以及时处理，甚至可以治愈。其实在各种癌症以"早期发现"为目的而进行的检查中，乳腺癌最为方便，因为乳房长在身体表面，若有肿块容易摸到。以往曾提倡妇女学会自我检查及定期用钼靶影像检查。如今我国多提倡中老年妇女定期由有经验的医师检查，必要时辅以超声波检查的方法，定期经此检查，早期乳腺癌一般都能被及时发现。而乳腺癌若能早期发现，治疗的效果在各种癌症中也是最好的，多数早期乳腺癌可作保留乳房仅切除肿瘤的"保乳手术"，而且多数可望治愈。定期用超声波检查，卵巢癌亦能早期发现，及时治疗亦有治愈的可能。

健康良言

癌症确实应该注意预防，但用牺牲器官的方法来防癌(幸好是乳腺，若是肝或肺又怎么个"切"法)，看来还需慎重。

基因检查与防癌

癌症的发生与某些相关基因的变异有关,查出这些基因的变化可有助于防癌,美国一位影星因此切除了双侧乳腺与双侧卵巢,似乎有些操之过急。基因检查的结果应是告诉受检人几年之内患某种癌症的可能性有多大,促使受检人应该注意这种癌的预防,方是道理。

明星们的花边新闻历来是多的,不过这回应该是正儿八经的新闻。美国好莱坞著名影星安吉丽娜·朱莉被查出有BRCA1与BRCA2基因缺陷,并被算出患乳腺癌的风险高达87%,为防止乳腺癌的发生,她决心手术切除乳腺、再造乳房。并愿以其自身的经历,告诉与她有相似情况的女性:应作相关基因检查,作出积极的处置。朱莉的决心令人敬佩。

基因诊断能在癌症发生之前预告发生之可能性,但终究只是"可能性"而已,而非已生癌之现实。若能针对不良基因进行治疗,到也罢了,可惜目前世界各国尚无此法。但若因而就"切"了那个器官,实在有点近乎因噎废食之意。

解决癌症问题的关键在预防。癌症的预防首先是"一级预防"，即防止致癌物质侵入人体，如戒烟、限制饮酒，控制高脂肪、高盐的摄入，治理环境污染，注射乙肝疫苗、人乳头状瘤疫苗等等。但致癌物质无所不在，绝对杜绝致癌物质侵入人体，实不容易。更何况人类对致癌物质的认识也有一个逐步发展的过程，如今也未必已将致癌物质尽数掌握。而且有些致癌因素是内在的，如人体某些激素的失衡等等，所以同样需要关注的是设法消除侵入人体的致癌物质，或使已在体内的致癌因素不发生致癌作用，即为癌症的"二级预防"，如提倡多吃新鲜蔬菜和水果，适度运动，乃至心理平衡，治疗乙肝病毒、丙肝病毒、幽门螺杆菌感染等，应属此范畴。但临床医学上亦将癌症的"早诊、早治"称为"二级预防"，在癌症临床症状出现前(在理论上应是转移扩散前)将其发现出来，及时明确诊断、及时治疗(尤指手术切除)。即预防癌症的临床发作。以乳腺癌为例，在所有癌症的"早诊、早治"中是最有效的，因乳房长在体表，长了肿瘤，大多用手便可以摸到。我国目前多主张中老年妇女，定期由有经验的医师手检，辅以超声波检查，则一般若有问题皆能早期发现而获诊断。而早期诊断的乳腺癌经手术、甚至多数能作仅切除肿瘤而保留乳房的"保乳手术"而获长期生存，甚至治愈。亦有"三级预防"的说法，即预防肿瘤对人体造成伤残。但却绝无预先切了"可能会"患癌的器官的预防法。

在癌症的一级预防中，控烟、注射乙肝疫苗及人乳头状瘤疫苗的价值已获公认。在"早诊、早治"方面，关于乳腺癌、宫颈癌的早诊、早治备受国际学术界推崇，我国学者在食管癌、肝癌的早诊、早治方面的研究成果亦令人瞩目。相信随着科学技术的进步，肿瘤的预防必将进一步完善。

近代分子生物学研究的发展，确实展示了人类战胜肿瘤的美好前景。不过，以基因检查的结果作肿瘤的诊断，甚至因而作创伤性治疗的依据，可能为时过早。若将基因检查的结果，用于确立患癌的"高危对象"，进而对此类对象作重点的预防检查，如发现问题作及时的处理，则是合理的。

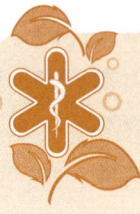

健康良言

当然，今后若能有针对与癌症相关的不良基因的治疗方法，即让这些不良基因"从良"，防癌于根本，则绝对是人类的福音了。这，应该是有可能的。

告别乙肝 预防肝癌不是梦

> 我国曾是"乙肝大国",也是"肝癌大国",因为这两者之间有着十分密切的关系。由于推广乙肝疫苗的接种,20年来,我国至少减少了乙肝病毒感染者2000万。预防的是乙肝,但相信肝癌、至少相当的一部分肝癌,也会因此得到了预防。

俗谓"心肝宝贝",肝脏于人体之重要性,实不下于心脏。食物的消化吸收虽在胃肠中已经开始,但真正将吸收进来的营养物质,转化为人体活动所需要的能量与构建人体的材料,则在肝脏,故肝脏实为消化系统的中枢,一如心脏是循环系统的中枢、大脑是神经系统的中枢一样。但肝脏又不仅仅是一个消化器官,它的功能还涉及到解毒、内分泌物质的代谢及某些凝血物质的制造等等。

故"上帝造人"时将其深藏于右上腹部、外侧以肋骨护卫之,并不使之于外界直接沟通,免遭祸害。肝脏人称为"人体化工厂",则其化工原料之输入、产品之输出,皆由血液承担,故肝脏之血液循环极为丰富即此之故。但肝脏既有丰富之血液循环，则祸害仍可由此而入，如饮酒者酒精即在胃肠之中吸收入血、循环至肝，而损害肝脏。

我最大宗的损肝因素是肝炎病毒。这肝炎病毒最常见的分经口传染与经血液传染两大类、共甲、乙、丙、丁、戊5种。其中甲、戊两种肝炎病毒经口传染，因进食不洁食物而引起。20多年前上海地区民众因食用不洁毛蚶而致甲型肝炎爆发流行，老上海人多数记忆犹新。乙、丙、丁3种肝炎病毒主要经输血、注射、纹身，甚至胎儿从母亲子宫中或分娩时得到传染。

甲型肝炎病毒引起的肝炎，称甲型肝炎，简称"甲肝"。乙型肝炎病毒引起的则是"乙肝"等等。这甲肝、戊肝多呈爆发流行，来势凶凶，但多能痊愈，甚至不留后遗症，医学术语称为"预后较好"。而经血液传染的乙、丙、丁3种肝炎，虽说多数也能痊愈，但确有相当的一部分病例会演变为慢性肝炎、肝硬化甚至肝癌，而且遭受感染时年龄越小，由于免疫力差，后果越是严重。

不幸的是我国恰是"乙肝"流行的大国。一国或一个地区乙肝的流行情况、以该国或该地区人口中乙肝表面抗原(HBsAg)的阳性率为评价标准，大于8%者为高流行区。我国以往的调查在10%至15%左右，自属乙肝的高度流行区无疑。我国曾有慢性乙肝病毒感染者1.5亿至1.6亿。社会上大量"大三阳"、"小三阳"人群。每年有近百万人因慢性肝病死亡，其中因患肝癌死亡者即达30余万。中国肝癌死亡人数竟占全球因肝癌死亡人数的半数以上。

我国古来对肝炎一病并无明确认识，其表现有黄疸者，概以黄疸病论治，虽说有"阴黄"、"阳黄"之分，但并不能区别肝、胆、胰、甚或血液之病。若无黄疸者，则多视为脾胃之疾。现代医学早先亦只知有经口传染之肝炎。20世纪50年代以后输血渐多，才注意到有一种"输血后肝炎"的病。

20世纪60年代美国科学家布伦伯格在研究澳大利亚一位白血病病人的血液时，发现其中有一种前所未知的物质，布伦伯格先生亦不知其为何物，因在澳大利亚发现，故名之为"澳大利亚抗原"（在我国被简称为"澳抗"）。其后布先生进一步研究的结果却发现此物与肝炎有关，原来此白血病病人曾因输血得过肝炎，故又更名为"肝炎相关抗原"（即HAA）。布先生再深入研究，发现此物即上文提到的乙肝表面抗原（简称为"表抗"）。而且进一步的研究结果，又成功地研制成乙肝疫苗，可以用来预防乙肝病毒感染。

乙肝疫苗自20世纪90年代初期被引进我国后，我国政府即将其纳入儿童的"计划免疫"内容之中。"计划免疫"是按照儿童生长发育过程中，可能遭受到的传染病，而采取的预防接种措施。这种预防措施是一种法定的行为，卫生防疫部门应着力推行，民众若无禁忌症（即不能接种的特殊情况）皆应接受此种预防接种。乙肝疫苗应在婴儿出生当日、满一个月及6个月时各注射一剂，共注射3剂。我国为推进乙肝疫苗的接种，并已将其列为完全免费项目。

乙肝疫苗如能生后之当日及时接种并按规定注射三剂，有良好的免疫作用。据国家卫生行政部门官方网站近期公布；由于近20年来我国推行乙肝疫苗的计划免疫，已使儿童、青少年的乙肝病毒感染率大幅度下降，其中5岁以下的婴幼儿感染率已降为0.96%。据该网站报告估计，自1992年以来，我国已避免了约8000万儿童感染乙肝病毒，减少了约2000万乙肝病毒表面抗原阳性者，使我国全部人口乙肝表面抗原的阳性率下降为7.18%。我国已经不再属于乙肝高度流行的国家。人口的构成是动态变化的，相信随着乙肝计划免疫工作的继续推行，假以时日，我国的

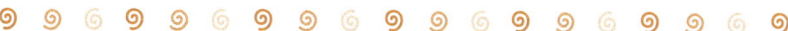

乙肝表面抗原阳性率必将继续下降,这是毫无疑议的。

乙肝疫苗虽是用于预防乙肝病毒感染的,但避免了乙肝病毒感染就避免了慢性乙肝、乙肝肝硬化及由乙肝肝硬化演变成的肝癌。事实上,近年来已经有研究报告指出:在曾注射过乙肝疫苗的人群中,发生肝癌的机率已见减少。加以近年抗乙肝病毒药物问世,能有效地抑制乙肝病毒在人体内的复制、即繁殖,可以明显改善乙肝病人的预后,包括减少肝硬化与肝癌的发生。这对曾是"乙肝大国"甚至"肝癌大国"的我国民众来说实在是极大的喜讯。

现代医学科学的成就造福人类,布伦伯格先生因关于乙肝病毒的研究成果而获诺贝尔奖,自是当之无愧。

健康良言

免疫预防是现代医学之瑰宝,许多传染病因而被预防,如天花甚至被消灭。癌症之中有一部分与感染性疾病相关,相信亦可因而受惠,只可惜不是全部癌症。

预防肝癌再加七字诀

20世纪70年代初,我国学者基于当时对肝癌病因的认识,提出了一个预防肝癌的七字方针:"防霉、改水、防肝炎。"七字方针挺管用,至今仍需努力实施。不过,时代变迁,人们生活方式变化,预防肝癌除此七字之外,还要再加七个字:"戒酒、减脂、多活动。"

通常所称之"肝癌"指原发性肝癌,即肝脏本身的癌,而非身体其他部位的癌转移到肝脏中之癌。肝癌似乎特别青睐中国人,据世界卫生组织2005年的调查,全球每年因肝癌死亡59万人,华人占55%!肝癌的诊断、治疗如今都取得了长足进步,但如能预防自然更好。"预防为主"是我国既定的卫生工作方针,防患于未然自是好事。不过,预防得从病因入手。

关于肝癌的病因,早在二十世纪二三十年代就已经注意到肝癌与传染性肝炎相关,到了70年代以后乙型肝炎检测技术日臻完善,证明肝癌与乙肝病毒感染密切相关,其后又注意到丙肝病毒感染与肝癌的关系也十分明确。黄曲霉毒素与肝癌的关系先是在动物实验中得到证实,其后大量的流行病资料亦证明黄曲霉毒素的摄入与肝癌的发病关系密切。20世纪70年代初，我国的流行病学家注意到肝癌的发生与长年饮用不洁的水亦有重要的关系，不清洁的塘水、沟水中多生长有藻类的生物，它们所产生的毒素对人体有害，至少它们对肝脏有毒性，并很可能有促癌作用。所以自20世纪70年代起我国根据对肝癌病因的理解，提出了一个"防霉、改水、防肝炎"的预防肝癌七字方针，至今已40多年了，应该说这个七字方针基本上是正确的，还需继续努力贯彻执行。在这个七字方针中，尤其是乙肝疫苗接种对乙型肝炎的预防作用十分肯定，而且近年已有报告，在曾经接种过乙肝疫苗的儿童中肝癌的发病率下降。相信再过30~40年，这些已经接种乙肝疫苗的儿童已步入40~50岁，进入肝癌高发的年龄时，乙肝疫苗对肝癌的预防作用或许便更可以进一步体现了。

但是随着我国经济建设的发展，我国民众的物质生活条件也在起着变化，从预防肝癌的角度来看，肝癌的病因至少还有几点是不能忽视的：

一是酒精的作用，过去虽然也曾经注意到酒精与肝癌的关系，不过主要认为酒精可能有促进肝癌发作的作用。上海肿瘤研究所的研究人员曾经调查发现患肝炎后继续饮酒者，肝癌的发生率高于不饮酒者2倍。这个调查是在上海附近的崇明农村进行的。20世纪70年代的农村地区，经济不够发展，农民们至多喝点"老白酒"、一种家酿的低度米酒罢了，不比现代一些人长年杯觥交错、一醉方休地饮烈性酒。我国是肝炎大国，乙肝病毒慢性感染状态者至今少说仍有9000万之多，而这些人大多不知避酒，酒精的促癌作用将在这些人身上充分体现。酒精损肝是早已经科学认定的，酒精可能不仅是"促进"肝癌的问题。如意大利已有报告认为酒精是肝癌的直接致癌物质，也就是说即使没有乙肝病毒感染，光是喝酒，也会喝出肝癌来的。

二是脂肪肝问题，脂肪肝源于多吃、少动。大量的脂肪饮食摄入不只是导致动脉粥样硬化、心脑血管病，也使大肠癌与乳腺癌发病率明显增加。所谓饮食过量，即摄入的食物的能量超过身体活动的需要，包括饭吃得太多，多余的能量就会化为脂肪贮存起来，贮到肝里去便是脂肪肝了。就目前所知脂肪这东西对肝细胞有毒性，所以脂肪肝会演变为脂肪性肝炎，病人的血清转氨酶升高，如仍不能纠正，便会发展为脂肪性肝硬化，甚至肝癌了。若本身有乙肝、丙肝病毒感染，这一过程更可能会加速。甚至即使没有乙肝、丙肝病毒感染，只是脂肪肝，如若不予纠正，发展下去也会演化为肝癌的。据丹麦学者报告，肥胖者发生肝癌的风险增加1~9倍，而美国的报告是女性肥胖者肝癌风险增加1~6倍，男性则为4~5倍。确是"肥胖惹的祸"，肥胖的人多半伴有脂肪性肝病。

三是糖尿病问题，如今我国糖尿病患者人数猛增，据统计已达9240万之多。糖尿病的发生，除遗传因素外，与脂肪肝相同，也多因"多吃、少动"而诱发。糖尿病是肝癌的重要促发因素，糖尿病者患肝癌的相对危险度为2.64，即高于无糖尿病者患肝癌之危险2.64倍。固然糖尿病患者免疫功能下降，容易引发感染，也容易引发癌症。糖尿病患者体内多"胰岛素样生长因子-1"，此物能促进肝细胞的分裂、增殖，与肝癌的发生有关。对脂肪性肝病患者而言，肥胖和糖尿病都是肝癌的"独立致病因子"，即在此类患者中仅有肥胖或糖尿病中的一项，即可引发肝癌。

40年来，我国预防肝癌的方针一直是"防霉、改水、防肝炎。"这是基于20世纪70年代初对肝癌病因的认识而得出的，如今随着我国经济的发展，人们生活水平提高，而又不重视健康的生活方式，饮酒者甚众，脂肪饮食摄入过多而又缺少运动，以致酒精性肝病、脂肪性肝病、糖尿病都日益增加，而这些疾病又都有可能最终导致肝癌的发生。所以今日预防肝癌之方针似乎还应加上:"戒酒、减脂、多活动。"

当然从致癌因素侵入人体到癌症发生有一个漫长的、逐步发展的过程,如今直接由酒精或是脂肪引起的肝癌或许还不多,但是防微杜渐是必要的。更何况酒精与脂肪都有促进乙肝、丙肝病毒感染后的慢性化,乃至发生肝硬化、肝癌的作用,所以至少已经患有乙肝、丙肝病毒感染的人应该注意戒酒与控制脂肪饮食和增加运动,以免这些因素促发癌变。即使对于没有乙肝、丙肝病毒感染的人来说,也要注意,这些因素是肝癌的"独立危险因素",即使没有受到肝炎病毒感染,它们也能致癌。

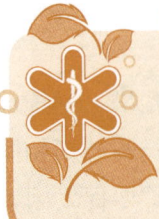

健康良言

"与时俱进",是普遍真理。在疾病的预防方面也是如此。

晚期肿瘤该不该"放弃治疗"

> 一名晚期胃癌肝转移的病人,经多位专家会诊,一致认为已无手术切除的可能,有医师建议化疗,病人及家属不愿接受,而是按病人的心愿,举家去外地旅游,度过了一段温馨的家庭生活,数月后病人去世。

这是一个真实的病例:一名晚期胃癌肝转移的病人去世了,病人的女儿写了文章记述了她们赞同父亲"不进行化疗"的意见,表达了她们对父亲的爱,字里行间也流露出她们似乎感觉到的,对于"放弃治疗"而来自世俗的压力。作者有很好的文字功力,文章写得甚是感人,于是又引发了一场关于晚期癌症是否应放弃治疗的争论。赞成者以为晚期肿瘤无法治愈,又何必让病人"吃苦",家属花钱。反对者以为生命可贵,有一线希望皆不应轻言放弃。见仁见智,众说纷纭。

纵观对晚期肿瘤病人的治疗,确实有了很大的进步,许多病人的生命得以延长,其中大多还能保持一定的生活质量。但也需理解,既属晚期,确实已无望治愈,一些治疗方法或能抑癌于一时,也并不能保证一定能延长生命或保证病人能有良好的生存质量。

许多年前，对肿瘤的治疗缺乏有效手段，对晚期肿瘤更是一筹莫展。那时人们普遍对晚期肿瘤病人的治疗抱绝望的态度，也并非"放弃"治疗，而实是无法治疗。到了近代，治疗肿瘤的办法明显增加，而且亦多数有些效果，因此，人们寄希望于这些疗法，甚至晚期肿瘤病人亦寄希望于这些治疗。加之人们自我意识的增强，对于或能延长生命的治疗，医患双方皆不轻言放弃。但是，希望不等于现实，许多晚期肿瘤病人的生命并未能因之挽回。于是人们又对一些治疗方法诟病，在各种抗癌疗法中，"化疗"大约是被指责最多的疗法，甚至有人说：许多肿瘤病人是被化疗"治"死的。

要讨论这个问题，首先应该认定一个基点：肿瘤并非不治之症，肿瘤可治。在人们周围的亲朋好友、同事邻居之中患过恶性肿瘤而被治愈的人，越来越多，便是明证。但也须指出这些大多是被早期发现了的肿瘤病人，早发现、早诊断、早治疗，给病人带来了治愈的希望。所以争取"三早"便是人们战胜肿瘤的关键所在。

对肿瘤的分期，医学上有严格的规定，须经仔细的检查方能判定。晚期肿瘤病人虽已丧失根治的机会，但是某些姑息性手术，如解除消化道梗阻、引流、止血等手术亦有益于减轻病人之痛苦；某些部位的局部放疗亦可缓解肿瘤导致的压迫、减轻疼痛；对某些化疗敏感的肿瘤而言，适当的化疗亦多可缓解些病情，有些特定的肿瘤如前列腺癌、乳腺癌、甲状腺癌等尚可采用内分泌治疗、放射性碘治疗等治疗，而且常可有明显的疗效，近来推出的一些"靶向"化疗，亦已被证实多少可以延长些病人的生命。当然，这些疗法都是"不得已而求其次"的做法，医生提出此类建议，体现了医者的责任，若不能起到预期的效果，病人、家属、社会都应该理解。当然，也希望医生们认真评估病人的耐受(包括身体的、心理的甚至费用方面的)情况与此类治疗对病人所可能取得的获益之间的得失,并与病人及家属有良好的沟通,让病人和家属作出取舍,方属合情合理。

对于确属晚期,且不适合作某些姑息性治疗的肿瘤病人,其实应该得到的是"舒缓治疗",即努力解除或减轻病人身体上的病痛,如消除感染、止血、止痛等;支持其生理上的基本需求,如一定的食物与营养素的摄入、适当的活动等;疏缓其心理上的压力,如帮助病人正确认识病情、面对生命的终结等;并在一定程度上帮助病人满足其作为社会一员的某些合理的需求,如想见到某人,想完成某事,对身后事的安排等等,使其能安详地走完人生的最后一程。

目前,我国已经开始重视对一些疾病终末期(包括晚期肿瘤)病人的舒缓治疗,当然还须不断发展和完善,不过这也需社会的认同。

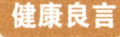
健康良言

病人家属不必纠结于世俗压力。认真考虑医生的建议,尊重病人自己的选择,必定是正确的。

癌症的二级预防

> 预防致癌因子侵入人体,是癌症的一级预防。致癌因子多在人们的生活行为之中,所以提倡科学的生活行为可以防癌。早发现、早诊、早治,有可能在症状发生之前将癌症消除,亦即预防了癌症的发作,也是预防,称为"二级预防"。

癌症如今是严重威胁人类生命健康的疾病。癌症当然可以治疗,甚至部分也可治愈。但众所周知,癌症的治疗往往是事倍功半。故解决癌症之路应在预防。

肿瘤学界有"生活方式癌"之说,是说癌症的发生,多与不良生活行为相关。比如吸烟与肺癌、喉癌、食管癌、膀胱癌等有关,嗜酒与肝癌、胰腺癌有关,高脂肪饮食与肠癌、乳腺癌有关,高盐饮食与食管癌、胃癌有关等等。故摒除不良生活行为、建立良好的生活方式,有助于防癌。预防致癌因子侵入人体,是癌症的一级预防。

在我们的周围,生存着许多曾经患过癌症的人,他们大多健康状况良好,许多人的癌症事实上已被治愈。人们大多称赞他们与癌症斗争的精神与勇气，实际上他们大多是被早期发现，并经彻底治疗的患者。早发现、早诊断、早治疗，预防了癌症的发作，所以亦被称为癌症的二级预防。

癌症早期很少引起病人不适，病人不会主动去看医生，而一旦有所不适，又常常已经不很早期，甚至已经丧失根治的机会。这一问题曾长期困扰着人们。如今健康检查的概念逐步为广大民众所接受，个中原因之一，便是有可能发现一些早期的病症，而取得较好的治疗效果，其中便包括早期多无症状的癌症。

在健康检查中，确有一些防癌检查的项目包括在其中。不过，一是能有机会定期健康检查的终是少数人；二是通常每年一次的健康检查，对一些发展较快的癌症，可能未必皆能做到早期发现；三是通常的体检项目涉及的还只是部分癌症。

关于癌症的检查还有一件令人十分困惑之事，即谁应该作这种检查呢？比如说作胃镜检查能发现早期胃癌，在10000人的检查中发现了5例胃癌，而且都属早期，都被治愈。对这5名患者来说是幸运的，但对其他9995名接受检查者来说，这项检查并无益处，对社会来说也是浪费了公共卫生资源，这样做的结果事实上并不尽合理。

幸而，大量的研究证明：有些人较其他人更容易患某种癌，肿瘤学中称这些人为某种癌的"高危对象"或称"易患人群"，他们应该定期作相应的防癌检查。比如：吸烟者易患肺癌；慢性乙型或丙型肝炎、肝硬化者易患肝癌；胃溃疡多年不愈者，胃息肉、慢性萎缩性胃炎伴不典型增生者及曾作胃大部切除者易患胃癌；肠息肉、克罗恩病及家族性大肠息肉症患者易患大肠癌；一级亲属(母亲与姐妹)中有乳腺癌患者及乳腺不典型增生病者应视为易患乳腺癌者；而早婚、多产、性伴侣多、慢性重度宫颈炎失治、某些类型的人乳头状瘤病毒感染者为宫颈癌的易患人群等。

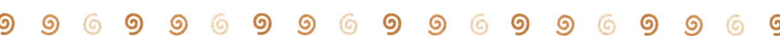

此类认识还在不断发展中,如近年注意到糖尿病者,尤其合并嗜酒及吸烟者,胰腺癌发病率高等。

提高全民防癌的意识是必要的,但似乎也不必全民"查癌"。然而,若是属于某种癌的"高危对象",尤其是"人到中年"之后,除了强调健康的生活方式以防癌外,有针对性地防癌检查则是必须的了,除了发生、发展缓慢的宫颈癌外,每半年一次的检查,是此类人群应有的意识。

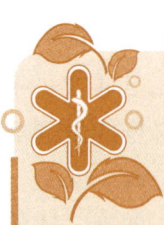

健康良言

早发现、早诊、早治,癌症也是有可能治愈的。生命与健康的安危,有时也就在一念之间。诸君不可不信。

"少发易治"人类战胜癌症的前景

"战胜癌症"是全人类的希望。但是,怎样才算战胜了癌症呢?癌症是机体自身细胞的病变,病人体内的癌细胞可以被消灭,但作为一类疾病,从人类疾病谱中被除名,大约不大可能,至少以目前的科技水平办不到。但是让癌症变得"少发易治"到是应该有可能实现的。

癌症如今已是严重威胁人类生命健康的疾病。在我国是仅次于心脑血管病的人口死亡病因,但如果将心血管病与脑血管病分开统计,癌症则居第一。而且随着人口的老龄化、环境污染及如抽烟、酗酒等不良生活行为的失控,我国癌症的发病情况,在相当一段时间内将会只升不降。癌症当然可以治疗,但"防患于未然"方合情理。

肿瘤学界有"生活方式癌"之说,概言癌症的发生,多与不良生活行为相关。此说并非耸人听闻,实在是提醒人们关注自己的生活行为。比如吸烟与肺癌、喉癌、食管癌、膀胱癌等有关,嗜酒与肝癌、胰腺癌有关,高脂肪饮食与肠癌、乳腺癌有关,高盐饮食与食管癌、胃癌有关,早婚多产者宫颈癌发病率高等等。

故建立良好的生活方式，必定有助于防癌。

世界癌症基金会专家曾有报告：癌症有1/3是可以预防的，并非妄言。

近年癌症的预防有新进展，如人乳头状瘤病毒疫苗研制成功，并已开始使用，被认为能预防宫颈癌；乙肝疫苗的应用已经初步显示能降低肝癌的发病率。故也有统计数据表明，至少40%的癌症是可以预防的。不过，除了宫颈癌、肝癌或能由注射疫苗而预防外，防癌的关键在于应建立健康的生活行为。健康的生活行为还不只能防癌：戒烟可以有助于预防心脑血管病，更是预防"老慢支"（老年慢性支气管炎）、肺气肿、肺源性心脏病的重要措施。限制饮酒可以避免酒精性肝病，减少发生老年痴呆、帕金森病的危险。控制脂肪的摄入可以降低动脉粥样硬化的发病率，进而预防冠心病、脑卒中。而控制盐的摄入则更是预防高血压的关键措施等等，实在是一举多得之事。

世界癌症基金会专家亦曾指出：癌症中有1/3如获早期发现，是可以治愈的。如今在我们的周围，生活着许多曾经患过癌症的患者。他们如今健康状况良好，许多病人事实上已经获得治愈。他们共同的特点大多是被早期发现，并经彻底治疗(尤其是作了手术切除)的患者。不少癌症是有可能被治愈的，前提是早期发现、早诊断、早治疗。

癌症的早期发现的难度之一，是各种癌症的检查方法不同，胃肠道的癌症如今主要通过胃镜、肠镜检查证实；肺癌需赖胸部X线摄片，最好是作CT检查发现；肝癌需作超声波或CT检查；胰腺癌需作CT或磁共振检查；乳癌先得由有经验的医师手检，再加超声检查，若有可疑尚须作病理切片检查；而宫颈癌需要妇科医师在宫颈部取样检查……没有一种方法可以查全身各处的癌。近年有一种称为"PET-CT"的检查方法，给人从头到脚做一次"扫

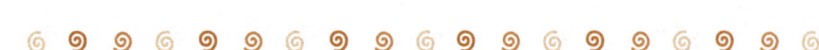

描",虽然主事者常说可以查出全身的癌,但是微小的病变未必一定能查出,查出有放射线聚集之处,只说明该处组织代谢旺盛,并不等于就是癌症。该项检查不但花费甚多,且有放射性物质注入体内,似乎也不适合定期反复使用。

幸而,大量的研究证明:患某种癌症的机会并非人人均等,有些人较其他人更容易患某种癌,肿瘤学中称这些人为某种癌的"高危对象"或"易患人群"。而此类人群则应该针对其可能相对易患的癌症作相应的检查即可。

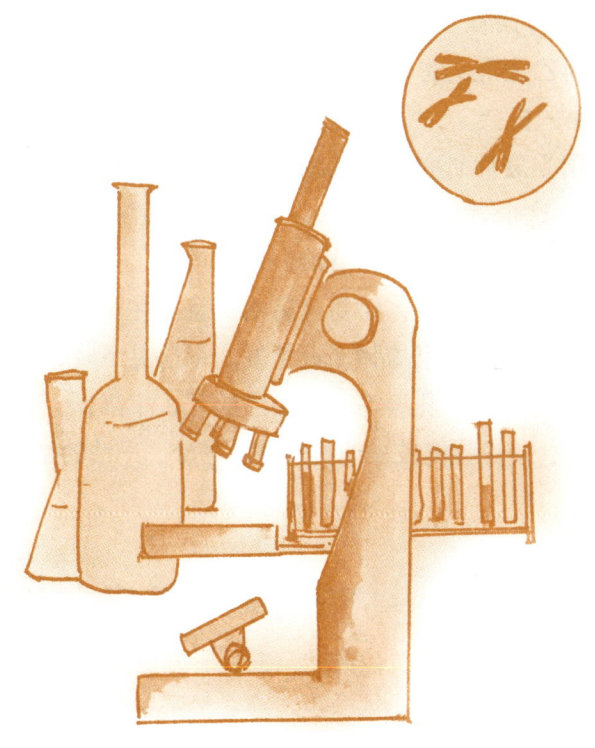

某些癌症的"高危对象"甚是希望有个办法让他从"高危对象"转为"低危对象",以解除癌症的威胁。这个想法甚佳,可惜目前多数情况下尚缺少可靠的办法。癌症的发生有患者内在与外在两方面的因素，前者可能导致人体对某些致癌物质"易感"，即较别人更容易感受。而后者即致癌物质，作用于人体导致癌症的发生，有一个漫长的过程，所以提倡健康的生活方式，尽量避开这些致癌因素，或许便可减少患癌症的机会。这对每个人来说，包括年轻人，都是必要的，因为人们并不知道他对何种致癌物质可能比别人更易感。比如说一位慢性乙型肝炎的患者，是肝癌的高危对象，当然应该忌酒，因为酒精有促癌作用，也应该戒烟，因为烟雾中的致癌物质多达40多种，不能认为与肝癌无关，甚至脂肪饮食也需适当控制，因为脂肪肝更会加重慢性乙肝。当然对乙型肝炎患者而言，积极的抗病毒治疗或有可能减少发展为肝癌的机会。

美国国立癌症研究院曾提到人类"战胜癌症"的前景是"少发易治"。这个提法是合理的，"消灭癌症"既不可能，那么少发生些、万一发生也还容易治，也就可以了。而要能做到"少发"，就必得重视预防，而要"易治"就得在早发现、早诊、早治上下功夫。欧美国家的肺癌近年发病率已见下降，便是大力推进控烟工作的结果，乳癌等一些癌症的死亡率降低，便是努力推行定期检查，使癌症能较早地被发现、早诊、早治的结果。

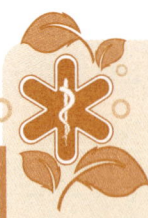

健康良言

"少发易治"应是一种务实的提法。生肿瘤的人很少，即使生了肿瘤也容易治好，也应该算是"攻克"了肿瘤了吧。

糖尿病人，小心癌症来袭

> 糖尿病之人血中血糖增高，糖乃人体所需之营养素，何虑之有？其实"血糖增高"之本质乃是反映身体不能利用糖分，并非这糖有什么不好。身体不能利用糖分便会导致一系列代谢紊乱，而引发许多并发症，危害人之健康。糖尿病的并发症甚多，近年的研究发现癌症亦与之有关，因此，糖尿病人还需重点注意防癌之事。

糖尿病如今多哉矣，据中华医学会糖尿病学会报告：我国有糖尿病患者9240万人，已成世界第一糖尿病大国。还有空腹血糖或餐后两小时血糖已经超标的人约1.2亿，而这些人中相当大的一部分可能发展为糖尿病患者。何以至此？有说我国人民几千年来大多没吃饱，因此我们中国人的基因"耐饥，不耐饱"。这话听来让人生气，似乎中国人"该吃不饱"似的。不过从总体上看、这话到也是事实，体内的"节约基因"代代相传，十分活跃。这节约基因能将有限的食物所提供的有限的能量，充分地利用，稍有多余，还能贮存以作"备荒"之用，所以中国人能耐饥。如今中国的经济发展了，人民大众衣食无忧了，或许是对以前"没吃

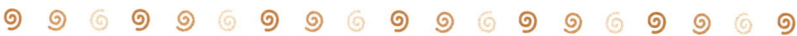

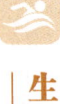

饱"的逆反，中国人如今对于吃是下了功夫了，不但饮食量大，而且多油腻之食。加之科技进步，体力劳动大大减少，原本日常生活中的体力活动亦被汽车、电梯、洗衣机之类高科技成果代劳了。结果是能量大量地摄入，而消耗明显减少。这"节约基因"仍在，而且不识时务地在努力工作，将大量的能量转化为脂肪贮存在人体内，结果导致肥胖。肥胖又引发"胰岛素抵抗"，即自身的胰岛素被抵抗了，不灵了，于是糖尿病形成，所以说中国人"不耐饱"也有点道理。

糖尿病可治，治疗之法是控制饮食、增加运动以及药物治疗。如若治疗得法，血糖可以控制，病人生活、工作如常，甚至与无糖尿病之人一样可享天年。糖尿病之危害在"并发症"，即因糖尿病而引起的其他病症。糖尿病的并发症甚多，有人戏称一本《内科学》书里一半的病，都可能在糖尿病的并发症名单里找到。不过最常见的是感染性疾病和血管病。前者如气管炎、肺炎、膀胱炎、长疖子、生疮之类，后者如动脉粥样硬化、冠心病、脑梗塞、脑溢血等心脑血管病，以及由于小血管病变引起的足坏疽、眼睛里的视网膜出血等病变。其实治疗糖尿病的目的，也就在于预防这些并发症。理论上，糖尿病控制好了，便可以避免这些并发症，至少是减轻或推迟这些并发症的发生。

以往见到的糖尿病多1型糖尿病，其发生与遗传因素关系密切，患者体内的胰岛素甚缺。1型糖尿病多在幼年时即发病，几乎全赖胰岛素治疗，若治疗不当，多难长寿。而如今之糖尿病多为因"多吃少动"而致的2型糖尿病。这2型糖尿病多见于中老年之人，却又多了一类并发症：癌症。癌症在中老年人中原本发生率就高，近年的研究发现，患糖尿病后癌症的发病率更高了。糖尿病人患癌，无疑雪上加霜，这事不能不引起警惕。

这2型糖尿病何以与癌症有了关联？除了在年龄上有些相关

之外，一般认为糖尿病人抵抗力低，因此容易生癌，似乎也有点道理。不过癌症多因"细胞免疫"功能不足而起，与一般所谓容易伤风感冒或是容易发生感染的"抵抗力差"，还不是一回事。亦有认为血糖高了，人体细胞得到的养分多了，细胞容易"增生"，增生过头了，就变成癌细胞了。此说其实于理不合，因为糖尿病之所以成为"病"，便是人体组织（细胞）不能正常利用糖分所致，难道这癌细胞倒能利用？近年的分子生物学研究发现，糖尿病人体内多有一种称为"胰岛素生长因子"的物质，顾名思义，此物可促进胰岛素的生长，本是为糖尿病人体内胰岛素不足的一种补救措施。可惜此物不但促进胰岛素的生长，也促进了细胞的增生。一旦体内有了对正常新陈代谢、新旧更迭离经叛道的"变异细胞"（这种细胞是常会出现的，若是人体的免疫力正常，便被消除），便会因之发展起来，终于癌变。

四种生活行为与四类慢性疾病——糖尿病

不过再仔细看看与糖尿病相关的癌症，即患糖尿病后增加了的癌症，主要是胰腺癌、结肠癌、肝癌、乳腺癌、子宫内膜癌。这些癌症，除肝癌外，其发病因素皆认为与高脂肪饮食相关。即使肝癌，也被认为是高脂肪饮食导致的脂肪肝，会促进原有的慢性肝炎恶化。而这2型糖尿病的发生恰恰常因高脂肪、高能量摄入，导致肥胖，产生"胰岛素抵抗"所致。所以糖尿病与此类癌症很可能是"本是同根生"的一对苦瓜。而糖尿病的发生，可能更因而促进了这些癌症的发作。因此，糖尿病人要及时关注并发症的预防，包括对于此类癌症的预防。甚至还有医学研究提到：胰腺癌可因涉及损害胰岛细胞、致胰岛素产量减少而以糖尿病的面目先示于人。故认为若某人突然发生糖尿病，还须检查是否为胰腺癌所致，若是，或许胰腺癌亦因之早些被诊断出来，治疗的效果自会好些。当然，此非糖尿病并发胰腺癌，而是胰腺癌并发糖尿病了。

有趣的是，近年的研究发现有一种名为"二甲双胍"的降糖药，有防癌作用。二甲双胍是一种老药，起用于二十世纪五六十年代，此药价格低廉，对糖尿病疗效肯定。美国糖尿病学会推荐其作为治疗糖尿病的基础药物，并认为可以使用于糖尿病治疗的全过程。如今却发现应用此药的糖尿病人患癌症的风险减少了一半，而且应用越久，防癌作用越明显。进一步的研究还发现，二甲双胍甚至有直接的抗癌作用，在动物实验中对乳腺癌、肺癌、口腔癌的癌细胞都有抑制作用。二甲双胍今后能否作为抗癌药使用，尚待更进一步的研究，但用于治疗糖尿病早无异议。糖尿病患者易患癌症，而此降糖药恰有防癌作用，岂非上天善意？

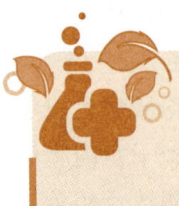

健康良言

糖尿病人为许多癌症的"好发对象"，这事不能不引起充分的警惕。

预防糖尿病还有机会

> 糖尿病是慢性病，其发生、发展也有个过程，所以给预防留下了空间，但许多人并不珍惜。况且，这空间总是越来越小的，若是剩下最后的机会时，还不抓紧，一旦错过，就"机"不再来了。

对于像糖尿病之类的慢性病，预防是最最重要之事。不过这类慢性病的这个"慢"字，不仅是指"好"起来慢，其从无到有的发展过程也"慢"。所以预防之事也得早作规划、从长计议。

值得提醒的是：随着科技进步，人们对疾病的认识也逐步深化。比如诊断疾病应该有个标准，不能无章可依地乱来，当然是对的。但不达到这个标准也不见得就正常，因为在许多情况下，病与非病之间可能并无绝然分界，诊断标准只是一种人为的划定而已。比如高血压的诊断标准是血压高于140/90毫米汞柱，但不等于不高于140/90毫米汞柱就没事，如今是将130~139/85~89毫米汞柱称为"正常高值"，甚至直截了当称之为"高血压前期"了。对糖尿病也是如此，空腹时血糖应低于每百毫升血110毫克(或每升血6.1毫摩尔)，若超过，称为"空腹血糖增高"，提示有糖尿病的可能，而糖尿病的诊断标准是：进食相当于100克葡萄糖的食物后2小时，血糖等于或超过每百毫升200毫克。但每百毫升不到200毫克并非没事，如今已将每百毫升超过140毫克但不到200毫克者称为"糖耐量受损"。这"糖耐量受损"，与"高血压前期"一样都还达不到诊断标准，但也告诉你，应该说是警告你要当心了，可能要患糖尿病、高血压病了。

在现实生活中常有些人并无明显不适，仅在体格检查发现空腹血糖增高，被医生要求做餐后血糖检测时，便以为自己没有症状，不会有糖尿病，甚至怀疑大概是医生想"创收"，于是不了了之，错失及时发现糖尿病的机会。

预防糖尿病、高血压病的方法是依靠健康的生活行为。健康的生活行为是人人都需要、时时都需要的。但是若是到了"糖耐量受损""高血压前期"的地步，则已经是预防糖尿病、高血压的最后机会了。若是再加上人到中年，体型发胖，血脂增高或是还有家族性的糖尿病、高血压的遗传倾向，那更是应该刻不容缓地抓紧这最后的机会了。

最后的机会给予认真改善生活行为者：血压有增高者应该严格限制盐的摄入，尽可能地淡食，控制脂肪摄入，注意劳逸结合、放松心情，戒除烟酒嗜好，增加体育锻炼。而"空腹血糖增高""糖耐量受损"者，则应该努力控制饮食的量，增加体育锻炼。这体育锻炼之事对于"空腹血糖增高""糖耐量受损"的人来说就更显重要了。因为如今高发的2型糖尿病，常常并非由于胰岛素不足，而是由于身体对胰岛素不敏感所致。运动不但能使人身手矫健，也能增加人体新陈代谢的过程对胰岛素的敏感性，而这恰是预防糖尿病的关键。

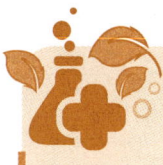

健康良言

"糖耐量受损"也好,"高血压前期"也好,认真改善生活行为,是预防糖尿病、高血压的最后机会了。一旦错过,机不再来,只能终身治疗,以预防其并发症和争取延长寿命的份儿了。

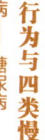

四种生活行为与四类慢性疾病

四类慢性疾病——糖尿病

脂肪肝背后的糖尿病

> 脂肪肝,顾名思义是肝脏之病。但需知这脂肪肝却是"代谢综合征"在肝脏上的表现,亦即是与肥胖、糖尿病、高血压、脂代谢紊乱为一伙之病。万不可"就肝论肝"而忽视了其他可能存在的更重要的健康问题。

近年我国民众的脂肪肝发病率不断增加。现今人们之生活水平改善,以致"多食、少动"成为了现代人生活之常态。以往脂肪肝多见于患糖尿病或嗜酒者,但如今日见增多的却是一种并没有糖尿病、亦不嗜酒者的脂肪肝,即非酒精性脂肪肝,此种脂肪肝多无症状,几乎皆是在体格检查时经由超声波检查发现的。

由于此种脂肪肝并无任何症状,而且发病者众多,故一些患者常不以为意。当然,亦有以肝病必为严重之疾,而到处求医问药的。其实这两种对待脂肪肝的态度皆不可取。

脂肪肝只是一种俗称,正式的医学名称应为"脂肪性肝病"。脂肪性肝病中,由嗜酒引发者为"酒精性脂肪肝性肝病",而非酒精引起者则称为"非酒精性脂肪肝性肝病"。脂肪肝性肝病包括单纯性脂肪肝、脂肪性肝炎、脂肪性肝硬化,而此三者为脂肪性肝病的三个连续的不同发展阶段。非酒精性单纯性脂肪肝,为非酒精性脂肪性肝病的早期,其特征为肝功能检查结果尚属正常,为我国目前最为常见的"脂肪肝"。

此种脂肪肝经超声波检查与肝功能化验即可确诊。治疗方法是改善生活行为,包括控制饮食与增加运动。控制饮食又包括控制脂肪的摄入与控制饮食总量的摄入,因为饮食过量,又缺少运动,摄入饮食所产生的能量消耗不完,也会转化为脂肪贮存于人体内。当然,也得控酒。运动需要有一定的量并能坚持,此类病人体重减轻,往往是脂肪肝改善的征象。单纯性脂肪肝可以不用服药,为了减轻肝脏的负担,甚至不甚赞成服药。但改善生活行为是必需的。若能改善生活行为,单纯性脂肪肝可以"不药而愈"。但如听任其发展,则可进入"脂肪性肝炎"阶段。此时肝内因脂肪产生的一些不良因子的刺激而发生炎症,肝功能开始不正常。进入此阶段当然必需努力改善生活行为,亦需酌情使用些药物帮助康复和抑制向肝硬化阶段的发展。

脂肪肝是肝脏的疾病,毋需置疑。不过更重要的是,脂肪肝的发现往往代表着身体已经发生了,或将要发生一系列的代谢紊乱,此类新陈代谢的紊乱可导致肥胖、高血压、脂代谢紊乱、糖尿病等,即被俗称为"富贵病"的"代谢综合征"。所以学术界直指这种非酒精性单纯性脂肪肝,即是代谢综合征在肝脏的表现,亦即此种脂肪肝即代谢综合征的一部分。

故凡被诊断为脂肪肝者,切不可就事论事、"就肝论肝",或以为"好在肝功能正常,应无大碍"。此时固应着手改善生活行为,努力争取消除脂肪肝。还需注意是否已有其他代谢异常之情况。这其中糖尿病一事尤需引起注意,因糖尿病与脂肪肝两者病因几乎完全相同:多吃、少动。通常的体格检查皆已包括了血压、血脂、血糖的检查,应注意是否正常。一般单纯性脂肪肝者

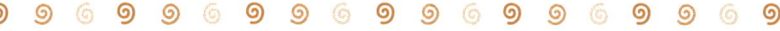

多有体重超标,血三酰甘油增高等情况,应注意改善生活行为,定期复查,若再有其他异常,且改善生活行为亦尚不足以缓解时,则应请医师考虑药物治疗。若除脂肪肝外暂无其他异常,则亦应认识到存在发生此类病之风险,而未雨绸缪,防患于未然。

预防糖尿病之法,则即是俗说的"管住嘴、迈开腿"。管住嘴是说控制饮食,不仅强调控制脂肪的摄入,还强调控制食物的总量,即"主食"亦在控制之列。迈开腿,即运动之意。不难看出这其实亦即预防与治疗脂肪肝之策,因脂肪肝原本即此类"代谢综合征"之一部分。

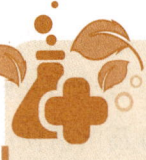

健康良言

脂肪肝的被检出,实则是拉开了"代谢综合征"的序幕。若因检出脂肪肝,而引起重视,改善生活行为,既治疗了脂肪肝,又预防了糖尿病乃至也预防了高血压、血脂异常,也可算是因祸得福了。

"慢阻肺"的关键词:阻

"慢阻肺"多起源于呼吸道的炎症,但后续的一系列变化却皆因"阻"而起,细支气管"阻"了引发肺气肿,肺气肿压迫了肺胞周围的毛细血管,也便"阻"了肺血管的血液循环,于是引发肺源性心脏病……

每年的11月20日被定为"慢阻肺日",目的在于唤起民众关注呼吸健康。

"慢阻肺",全称应为慢性阻塞性肺病。这个名称对许多民众而言也许还较陌生。但若说"老慢支",即老年性慢性支气管炎、肺气肿,或许多数民众便大致知道些了。其实"慢阻肺"便是慢性支气管炎、肺气肿、肺源性心脏病等一系列疾病的总称。"慢阻肺"三字中的"慢"字是说这病的病程漫长,"肺"字自是说是呼吸系统的疾病,而这"阻"字却是这一系列疾病病理学上的关键。

原来这"慢阻肺"主要源于呼吸道的炎症,当然是慢性的炎症。炎症通常由细菌、病毒等致病因素引起。呼吸道是向外界敞开的,人时时刻刻都要呼吸,而细菌、病毒便在外界的空气之中,因此它们极易、甚至可以说不可避免地随着空气中的尘埃、微粒进入人的呼吸道中。不过幸而人也有一套防御的办法：鼻孔里的鼻毛便是为阻挡较大的灰尘微粒而生，鼻腔黏膜还会产生黏液，粘住那些蹓进来的灰尘微粒。这种黏液在气管、支气管、细支气管等凡空气经过之处的黏膜上都有，气管、支气管、细支气管的黏膜上还有很细、很短的"纤毛"，这纤毛还有向上摆动的功能，能将粘着灰尘微粒的黏液向上运送，等送到喉部，喉咙一痒，咳了出来，便是痰。人的呼吸系统的防御能力不能不算完备。

但若是灰尘微粒太多，呼吸系统的防御能力应接不暇，细菌病毒仍能登堂入室引发炎症。其实"炎症"也是身体的一种防御机能，发炎部位血管扩张、集聚许多免疫细胞，攻击入侵之细菌、病毒，力图战而胜之。当支气管发炎之时，支气管的黏膜及黏膜下的组织便充血肿胀，这肿胀就像皮肤上长个疖子一样，是任何一种炎症都有的特点，肿胀的结果是影响了支气管内气体的流通。所以气管炎发作时病人便会感到呼吸不畅。

若是支气管炎经久不愈，成为慢性，支气管黏膜便会增生、变厚，结果使支气管狭窄，通气受"阻"。吸气时胸腔扩张，支气管多少也跟着扩张一些；呼气时胸腔收缩，支气管多少也跟着压缩一些，因此气体可以说是"进来容易、出去难"。一部分气体便滞留在肺泡之中使肺泡肿胀，形成肺气肿。肺泡本是氧与二氧化碳进行交换之所，一旦被滞留之气占据，氧与二氧化碳交换"受阻"，于是病人便缺氧，引起种种不适和病变。由于缺氧，心肌受损，加以肺泡肿胀，肺泡周围的毛细血管受压，使心脏向肺泡运送血液"受阻"，即肺动脉压力增高，心脏为克服这一阻力，被迫增强收缩的力度，日久心力衰竭，即形成"肺源性"心脏病。由于缺氧，二氧化碳在体内滞留，严重时可使大脑功能受抑制，使人陷入昏迷，即"肺性"脑病……不难看出，这一系列的病理变化，皆因"阻"而起，故名之为"慢阻肺"，名符其实。

"慢阻肺"已成为继心脑血管疾病、糖尿病、恶性肿瘤之后的全球第四大致死性疾病，我国40岁以上人群中，慢阻肺患病率为8.2%，每年死于此病者约100万人，平均每分钟就有2.5人死于慢阻肺，实在是不容忽视之事。

此病多见于中老年人，早期的咳嗽、咳痰、气喘等症状容易被患者忽视，或被误解为生理机能老化所致，以致很多患者未能及时就诊，等到病情严重再就诊，确诊时已经错过了最佳治疗时机。不过这病是一种渐进性、逐步加重的疾病。所以2013年"世界慢阻肺日"的主题为"关注慢阻肺永远不晚"。因为即使已经形成慢性支气管炎，还可控制病情、预防肺气肿；即使已经形成肺气肿、也还要预防"肺心病"。

当然，早治疗是有效控制慢阻肺的关键，所以肺科专家建议40岁以上人群在每年常规体检时进行一次肺功能检测。对于有长期吸烟史和慢阻肺家族史，或年轻时反复发生呼吸道感染之人，更应在常规体检时进行肺功能检测。以便及早发现"慢阻肺"的蛛丝马迹，努力加以控制，当能防大患于未然。

健康良言

病，总以早治为好，何况这慢阻肺是一种渐进性、逐步加重的疾病呢。

七成"慢阻肺"归咎于吸烟

> 环境污染包括"海、陆、空",即对水、对土地、对空气的污染。对污染的水、污染的地,人们或许还能设法避开,空气污染就很难办了。在人们关注大气污染之时,往往会忽视吸烟对环境的影响,甚至还未意识到吸烟时吸入之气体乃是高度污染之气!

"慢阻肺",即慢性阻塞性肺病,包括慢性支气管炎、肺气肿、肺源性心脏病等一系列因气道阻塞引起之疾病。慢阻肺为严重危害我国民众生命与健康的疾病,在我国居民死因中仅次于心脑血管病、癌症而居第三位。每年因患此病致死者约100万人之数,因此病而致丧失活动能力者全国估计近千万人。

"慢阻肺"可治,但难彻底治愈,自然最好是预防。慢阻肺的遗传背景尚不十分明确,主要的病因在于后天的生活环境之中。呼吸道疾病当然主要与空气污染有关,室外的称为大气污染,如工业废气、汽车尾气、建筑扬尘、雾霾等类的污染;室内的空气污染亦不容忽视,因为对于城市居民来说,大约80%的时间是呆在室内的。室内空气的污染源于工业生产产生的废气、灰

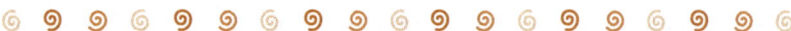

尘微粒，民宅室内的空气污染来自燃烧物如烹调、取暖用的煤、草等以及吸烟扩散的烟雾、房屋建筑材料挥发的气体等等。但吸烟造成的吸入空气的污染对吸烟者来说更是严重的问题，因为这种污染的浓度极高。

"慢阻肺"起于慢性支气管炎，而慢性支气管炎多因细菌、病毒感染而起。吸烟者吸入之烟雾中多有害物质，甚至致癌物质，却绝无细菌与病毒，吸烟何能引发支气管炎？甚至七成"慢阻肺"应归咎于吸烟？这就需要从病理学的原理说起了。

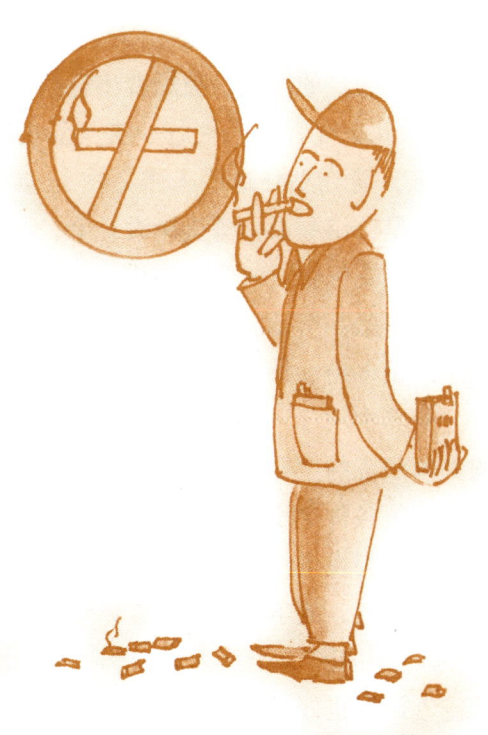

原来人的呼吸道对外敞开，吸进空气之时难免鱼龙混杂，一些灰尘微粒会随之而入，而空气中的细菌病毒亦大多数依附其上而入侵人体。人体为了应对这一情况，便有许多防御措施，在第一关、入口之处的鼻孔里长了许多鼻毛，将一些较大的灰尘微粒阻挡住，不让其进入。在其后的鼻腔、鼻咽直至气管、支气管、细支气管的黏膜都能分泌黏液用来粘住这些入侵的不速之客。在这些黏膜上还长有一些细小的"纤毛"，它们会向上摆动，将这些黏液向上推移，直至气管最上端，这些黏液到达之时，喉头便觉痒痒，于是发生咳嗽，咳出之黏液便是痰。所以从这个意义上说人们咳嗽吐痰本是身体排除入侵异物的一种保护性措施，一般是不必加以抑制的。

香烟的烟雾中含有大量的微粒，吸烟者将这微粒绕过鼻腔，经口咽直接送入气管、支气管中，气管、支气管的防御机制启动，分泌出许多黏液，意在粘住这些入侵之物。烟雾中微粒大量涌入，刺激黏膜大量分泌黏液，竟至淹没纤毛，纤毛无力将这些黏液输送出来，便在支气管、气管中堆积。影响气道的通畅尚是其一，这支气管中本是一个恒温、恒湿的环境，如今又有了大量的黏液，黏液中的粘多糖、核苷酸之类恰好又是细菌、病毒生长繁殖之必须之"营养物质"，于是吸烟虽未吸入细菌、病毒，却为后续侵入的细菌病毒的生长繁殖提供了温床。身体为对抗细菌病毒的入侵，又调集各种免疫因子前来征战，在支气管黏膜上摆开战场，于是支气管炎发生。吸烟不止，温床永在，细菌病毒据为巢穴，征战难以取胜，战争持续下去，终于成为慢性支气管炎，进而肺气肿、肺心病相继发生，于是"慢阻肺"形成。

外环境中的空气污染也好、室内的有害气体也好，论有害物质的浓度，如何能与吸烟、尤其是大量吸烟相比，更何况烟雾中除了灰尘微粒外，还有许多有害的化学物质、放射性物质甚至致癌物质，这些物质造成组织缺氧，气管、支气管黏膜的损伤，机体免疫力的下降等等，更促成慢性支气管炎、肺气肿、肺心病的形成。故许多调查研究表明：我国的"慢阻肺"至少七成应归咎于吸烟与被动吸烟。

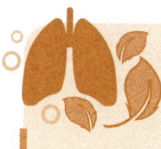

健康良言

预防"慢阻肺"需要从多方面控制环境污染，但控烟则实在是关键所在。以往社会各界大多着重强调控烟在预防肺癌方面的重要性。实则吸烟导致的"慢阻肺"对我国民众健康与生命的危害，从发生的数量来说实在不亚于肺癌。

通向慢性病的吸烟

> 在以往的控烟宣传中大多强调了吸烟会引起癌症的问题，自然是不错的。但是吸烟之害不仅仅在引起癌症，吸烟亦是心脑血管病的重要病因之一，吸烟与慢性呼吸道疾病的关系更加密切。可以说，引起我国民众死因的前三位疾病皆与吸烟有相当的关系。

疾病的种类何止万千，但复杂的事物也大多可以归纳分类。疾病的分类方法很多，如可分成传染病与非传染病、急性病与慢性病、轻病与重病，或者也可按患病的器官分心脏病、胃肠病，按治疗的方法分内科病、外科病等等。

据我国卫生行政部门调查，如今严重危害我国民众健康的疾病为"慢性病"，不过这里所讲的慢性病并不是一般的诸如慢性咽喉炎、慢性胆囊炎之类，而是指其中严重的、可致命的心脑血管病、癌症与慢性呼吸道疾病，当然还有糖尿病，不过糖尿病日久多并发心脑血管病。此类疾病构成了我国居民死亡的前三位病因，占全部死因的80%以上，在城市地区甚至占85%以上。实在是应该充分引起关注之事。

要关注如何治疗，提高疗效，避免严重后果，其实更重要的是应该关注如何预防。要预防心脑血管病就要控制脂肪饮食、减少盐的摄入、增加运动、避免肥胖；要预防癌症就要避免摄入腌渍、熏烤的食物，少饮酒，多吃新鲜蔬菜和水果；要预防慢性呼吸道疾病应该治理环境污染、避免吸入尘埃，多多增强免疫力……其实许多疾病的发生，病因往往是多重性的。

心脑血管病包括冠心病、心肌梗死、脑卒中、脑溢血等，正如"心脑血管病"的病名一样，问题出在血管上。通向这些器官的动脉发生动脉粥样硬化了，"粥样硬化"是指脂肪类的物质阻塞在动脉血管中。动脉里有足够压力的血液无时不在流动，这些脂肪如何能在动脉血管中停留下来，形成"粥样硬化"？近年的研究证实，问题首先出在动脉本身。假如将动脉比作一个棉袄的袖子，那么这袖子的"里子"，便是血管的"内皮"，棉袄旧了，这里子会"烊了"，内皮一旦有了破损，血中的脂类物质便会钻入内皮，得内皮庇护，脂肪便在血管中停留下来，于是粥样硬化形成。这血管的内皮之所以容易"破损"，年龄大了、用久了是原因之一，高血压和糖尿病也是原因之一，吸烟也是重要的原因之一。

烟雾中含有许多一氧化碳，一氧化碳进入人体后，与红血球中的血红蛋白结合，形成碳氧血红蛋白，使红血球丧失运送氧的能力，以致人体组织缺氧，而缺氧恰恰是血管内皮损伤的一个重要原因。故吸烟者动脉粥样硬化往往发生得早和严重。而组织缺氧又刺激骨髓制造出更多的红血球来，试图弥补，但在缺氧情况下的红血球往往呈"钱串"状，使血液的黏度增高，血粘度的增高使血液容易在血管中凝聚，形成血栓，脑梗、心梗常因此而起。而烟雾中的尼古丁还能收缩血管，本来已经不甚通畅的冠状动脉，再加血管收缩，冠心病能不发作吗？控烟宣传中常说，吸烟的人发生肺癌的危险比不吸烟的人高出8~10倍,其实吸烟的人发生心肌梗死的危险比不吸烟的人至少也高出8~10倍!

烟雾中已被确定有致癌作用的物质有40余种,包括苯并芘、亚硝胺、放射性氡与钋等"著名的"致癌物质。吸烟的人每天不断地将这些物质吸入体内,怎能与癌无缘?当然,一支烟里的致癌物质有限,但日积月累可就多了。而且致癌物质致癌,是通过损伤细胞核里的遗传物质,即叫做DNA的实现的。细胞里的遗传物质受伤了,这个"伤"还会遗传下去,老的细胞"代谢"掉了,新生细胞的细胞核里"生来"就带着这个伤!它再继续受着致癌物的伤害,再传下去,终于从量变到质变,癌发生了!吸烟的人岂止肺癌的发生率比不吸烟的人高8~10倍,喉癌也高8倍、食管癌高6倍、膀胱癌高4倍、肝癌也高2倍,都是有据可查之事。甚至有人估计全世界的男人生癌2/5应归罪于吸烟,女人生癌1/3应归罪于吸烟或被动吸烟!

预防慢性呼吸道疾病,治理大气污染自然是重要的,但是专供个人享用的、直接吸入的"小气"污染能不重视吗?烟雾中的种种有害化学物质姑且不论,单就从烟雾中被人体吸入的微粒就足以致病。人的气管、支气管的"内皮"与血管不同,能分泌一种黏液,气管、支气管的黏膜分泌黏液的作用是粘住随空气吸进来的微粒,使其不致深入更细的支气管与肺泡之中造成危害。人体的构造真是巧妙极了,气管、支气管的黏膜上还长有细细的"纤毛",而这纤毛还能向上摆动,将粘着微粒的黏液,向喉咙口输送过来,到达之时喉咙一痒,咳了出来,便是痰。所以咳点痰,本是身体的一种保护性措施。但吸烟吸入了大量的烟尘微粒,气管、支气管的黏膜被迫大量分泌黏液,甚至淹没了纤毛,微粒到是粘着一些,但纤毛无法摆动,黏液不能轻松咳出。而这些黏液之中富含粘多糖等营养物质,又在人体内保持37度的恒温,恰好给细菌、病毒的发展提供了一个极好的温床。烟雾之中固然无菌,但气管、支气管却是"对外开放"的空间,细菌、病毒随时可以闯入,得此优厚的待遇,焉有不大发展之理,于是气管、支气管炎形成。吸烟不停,炎症不消,于是形成慢性气管、支气管炎。慢性气管、支气管炎进而形成肺气肿、肺源性心脏病、呼吸衰竭等统称为慢性呼吸道疾病。在我国这种慢性呼吸道疾病,占居民死因之第三位,而这慢性呼吸道疾病,十之六七是由吸烟或被动吸烟造成的。

我国居民死因的前三位疾病竟然无一例外,皆与吸烟有一定的、而且是肯定的关系。故欲预防此类疾病,若不控烟,势必劳而无功。据估算目前我国每年约100余万人因吸烟死于相关疾病。最近我国控烟协会发布了《控烟与中国未来》的文件,该文件预测,到2050年这一数字可能将达300万!

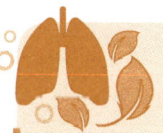

健康良言

吸烟将让中国每年丧失300万条人命,人命关天,岂能漠然视之。我们的社会应该怎么做、我们每个人应该怎么做,是很值得我们深思的了。